漢方ノート

編著　及川哲郎・矢数芳英

発行　アドスリー

はじめに

2022年10月と今年1月、Biophilia（ビオフィリア）電子雑誌では2回にわたり「漢方ノート」「漢方ノートII」として漢方医学を特集しました。漢方医学の歴史や考え方にはじまり、西洋医学と異なる独特の診察法や生薬・漢方薬の説明、漢方医学の適する病気や症状・治療に用いる代表的な処方に至るまで、できるだけ具体的にかみ砕いてご説明させていただきました。執筆をお願いした先生方には漢方医学をよく知らない初学者の方向けに丁寧にわかりやすく解説いただいたこと、改めて感謝申し上げます。

漢方医学は西洋医学が発達したからこそ注目されるようになった面があります。言い換えると、西洋医学が隆盛を極めつつもその得意なこととそうでもないことがだんだんわかってきて、漢方医学に西洋医学の不得意分野を補完する、あるいは足りない部分の隙間を埋める可能性が見いだされるようになったということです。

近年では例えば、強力な抗がん剤治療の副作用緩和のために漢方薬を使うこともよく行われていますが、西洋医学と漢方医学を組み合わせてそれぞれの長所を生かそうとする好例と考えられ、今後ますます研究されていく分野となるでしょう。

私自身漢方医学の専門家ですが、同時に西洋医学の内科学や消化器病学の専門家でもあります。目の前の患者さんを治療するのにおそらく西洋医学も漢方医学もなく、両者をうまく組み合わせて一人一人に合った最適な治療ができればよいと考えており、ご執筆の先生方もみな同じお考えと思います。そして日本は世界で唯一、健康保険で西洋医学と漢方医学の恩恵を受けることのできる国です。そのメリットを読者の皆様にもぜひ享受していただきたいと願っています。

今でこそ書店には一般向け漢方医学の書籍が多くみられますが、思い返せば私が漢方を勉強し始めた30年前は、初学者向けのわかりやすい解説書はまだ非常に少なかったため、ずいぶん苦労した覚えがあります。今回電子雑誌Biophilia39号「漢方ノート」、同40号「漢方ノートII」を合冊版とし、体裁を改めて書籍として刊行するにあたり、そうした当時のことを思い出しました。

本誌の特徴は電子版と同様、視覚的にも理解がしやすいようフルカラーで図表を多く取り入れていること、それから手に取りやすいコンパクトさ・親しみやすさではないかと思います。ぜひ多くの方に本書をお読みいただき、漢方医学のモヤモヤ・はてなの解決のために、あるいは実用的な漢方治療の手引きのひとつとしてご活用いただければ幸いです。

最後に、本書の編集・刊行につきご尽力いただいた株式会社アドスリー代表取締役 利川（トシカワ）修様、企画編集シニアプロデューサー 三井正樹様および丸善出版株式会社の皆様に、編集者を代表して御礼申し上げます。

2023年 弥生

東京医科大学総合診療医学分野
東京医科大学病院漢方医学センター
及川 哲郎

目次

はじめに …… i
及川 哲郎（東京医科大学総合診療医学分野）

総論

1. 漢方の歴史（江戸時代まで） …… 2
矢数 芳英（温知堂矢数医院／東京医科大学病院麻酔科）
【キーワード】古方派 / 後世派 / 傷寒論 / 吉益東洞 / 曲直瀬道三 / 浅田宗伯 / 華岡青洲

2. 漢方における病気のとらえ方 …… 11
新井 信（東海大学医学部専門診療学系漢方医学）
【キーワード】適応 / 陰陽 / 虚実 / 寒熱 / 表裏 / 六病位 / 気血水 / 五臓

3. 漢方医学の診察法 …… 19
平崎 能郎・並木 隆雄（千葉大学大学院医学研究院）
【キーワード】四診 / 望聞問切 / 気血水 / 脈診 / 腹診

4. 生薬・漢方薬 …… 27
坂田 幸治（東亜医学協会）・緒方 千秋（北里大学東洋医学総合研究所）
【キーワード】生薬 / 本草 / 漢方薬 / 剤形 / 日本薬局方 / 神農本草経 / 安全性

各論

5. 呼吸器疾患 …… 42
鈴木 朋子（埼玉医科大学総合診療内科）
【キーワード】漢方薬 / かぜ症候群 / 咳嗽 / 喀痰 / フレイル

6. 消化器疾患 …… 53
及川 哲郎（東京医科大学総合診療医学分野）
【キーワード】腹診 / 機能性ディスペプシア / 便秘 / 下痢

7. 産婦人科疾患 …… 60
森　瑛子（北里大学東洋医学総合研究所）
【キーワード】血の道症 / 婦人科三大処方 / 当帰芍薬散 / 加味逍遙散 / 桂枝茯苓丸

8. 頭痛 …… 70
矢数 芳英（温知堂矢数医院／東京医科大学病院麻酔科）
【キーワード】緊張型頭痛 / 片頭痛 / 気圧低下に伴う頭痛 / 釣藤散 / 呉茱萸湯 / 五苓散

9. 冷え症 …… 78
田原 英一（飯塚病院東洋医学センター漢方診療科）
【キーワード】冷え症 / 冷え / 全身型 / 上熱下寒型 / 末梢循環不全型 / 茯苓四逆湯 / 煩躁 / 八味地黄丸 / 冷え症対策

10. 疲労倦怠感 …… 83
貝沼 茂三郎（富山大学附属病院和漢診療科）
【キーワード】気虚 / 補中益気湯 / 茯苓四逆湯 / 小建中湯 / 気血両虚

11. 感染症 …… 90
加島 雅之（熊本赤十字病院総合内科）
【キーワード】抗菌薬の適正使用 / ウイルス感染症 / 難治性・再発性感染症 / 感染症後の症状

12. 精神疾患 …… 98
小野 真吾（研究学園ななほしクリニック）
【キーワード】外因 / 内因 / 心因 / 神経症 / 異病同治 / 同病異治

13. 整形外科疾患 …… 105
八代 忍（大田原中央クリニック）
【キーワード】肩関節周囲炎 / 腰部脊柱管狭窄症 / ロコモーティブシンドローム / 標治法 / 本治法

索引 …… 114

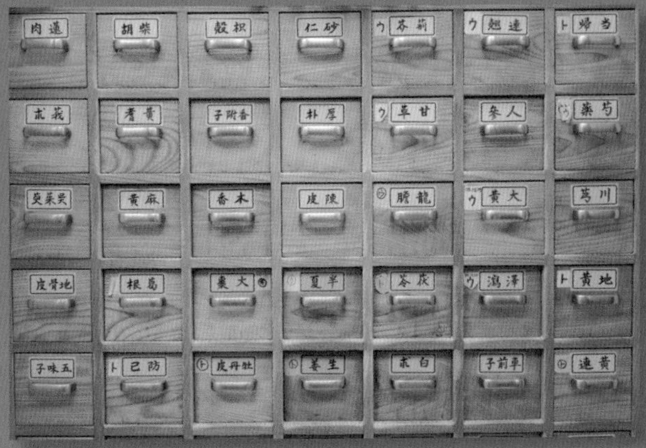

百味箪笥　温知堂矢数医院

「総論」

漢方あれこれ

- 漢方では症状部位だけでなく、全身を診察するのですか？
- 診察のことを四診といい病名ではなく患者の証に従って処方するのですか？
- 陰陽・虚実・気血水・五臓という診断概念があるのですか？
- 漢方薬は未病状態から慢性疾患にいたるまで対処できるのですか？
- 漢方薬は体質や体格・体力などによって薬がちがうのですか？
- 薬の力を借りて自分で治す、それが漢方治療なのですか？
- 漢方治療はオーダーメイド治療、最適な漢方薬を選び、調合するのですか？

1 漢方の歴史(江戸時代まで)

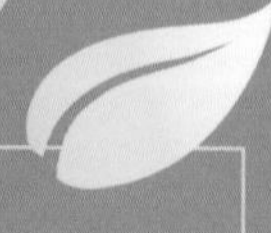

温知堂矢数医院／東京医科大学病院麻酔科　矢数 芳英

Key words　古方派／後世派／傷寒論／吉益東洞／曲直瀬道三／浅田宗伯／華岡青洲

1. 漢方とは？

そもそも「漢方」という言葉は一体どういう意味なのでしょうか？これを知ることが、歴史の勉強の第一歩となります。

(1) 漢方の語源は？

はじめに漢方という言葉の語源から考えてみましょう。

「漢」は、もともと中国古代の固有の王朝名、あるいは時代名（漢の時代）を指す言葉です。一方、日本人にとって「漢」は「中国」を指す言葉（代名詞）でした。ちなみに日本を表す代名詞には「和」があります。例えば、「漢文（中国）」に対して「和文（日本）」というように対比して使われます。

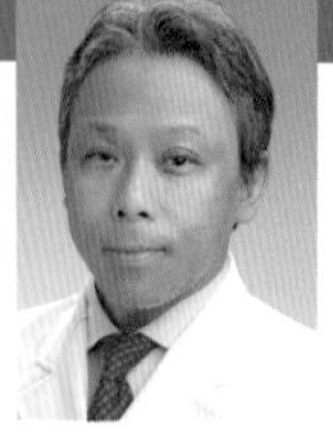

矢数 芳英（やかず よしひで）　Author 著者

温知堂矢数医院 院長／東京医科大学病院麻酔科 兼任講師

1992年 東京医科大学卒、東京医科大学病院麻酔科入局、1998～1999年 アメリカ カンザス大学メディカルセンター麻酔科リサーチフェロー、1999年 東京医科大学病院麻酔科助手、2002年 神奈川県立こども医療センター 麻酔科医長、2005 年（現職）北里大学東洋医学総合研究所医史学研究部客員研究員、2006 年（現職）東京医科大学病院 麻酔科兼任講師、2022年（現職）温知堂 矢数医院院長。【免許･資格】日本麻酔科学会麻酔科専門医、麻酔科指導医、日本ペインクリニック学会専門医、日本東洋医学会漢方専門医、日本専門医機構麻酔科専門医。【役員】日本東洋医学会学術教育委員会委員、日本東洋医学会企画運営委員会副委員長、日本ペインクリニック学会査読委員、日本東洋医学会漢方医学書籍編纂委員会委員（現職）。

「方」は、「方技」や「方術」の略です。医師は特殊な技術・技能が必要な職業であるため、漢の時代より「方」は「医術を指す用語」となりました。

つまり「漢方」とは「中国から伝来した医術」という意味になります。実はこれは日本人が作った和製語だったのです。中国の伝統医学が日本へ伝来して、それが日本で継承されて発達していった日本独自の伝統医学のことを漢方と呼んでいます。

(2) いつから漢方と呼ばれたのか？

日本では江戸時代の中期まで「漢方」という言葉はありませんでした。江戸時代の後期に、長崎の出島を通じて西洋の文化や技術が日本に入って来ました。これらはオランダから入って来たものなので、その学問を蘭学（ランガク）と呼びました。そして蘭学に伴って入ってきた西洋の医学を「蘭方（ランポウ）」と言うようになりました。この時、それまでの日本の医学を蘭方と区別するために「漢方（カンポウ）」と呼ぶようになったのです。

2. 中国医学の歴史

はじめに、漢方医学の元となった中国医学の歴史の始まりからみていきたいと思います。中国の伝統医学はいつ頃に体系化されたのでしょうか？それは漢の時代（紀元前202年～後220年）です。この頃に中国で3つの書物が著されました。それが『黄帝内経（コウテイダイケイ）』、『神農本草経（シンノウホンゾウキョウ）』、『傷寒論（ショウカンロン）・金匱要略（キンキヨウリャク）』であり、三大古典と呼ばれています。これらによって中国の伝統医学が体系化され、基盤が確立したのです。

(1)『黄帝内経』

『黄帝内経』は基礎医学（生理、衛生、病理）に関する記載からなる『素問（ソモン）』と、臨床医学（診断、治療、鍼灸、解剖）に関する記載からなる『霊枢（レイスウ）』とからなります。

ちなみに黄帝（コウテイ）とは、中国を統治したとされる古代中国の神話伝説上の人物で、その家来である医師の岐伯（ギハク）（やはり伝説上の人物）との問答形式によって、医学理論や養生法が説明されています。

つまり中国伝統医学は、約2000年前にすでに体系化され、現代にも通じるその基礎が確立されていたことになります。

(2)『神農本草経』

『神農本草経』は1年の日数と同じ365種類の薬に関する薬物書です。この本で興味深いのは、独自の薬のランク付けにより分類されていることです。上品（上薬）、中品（中薬）、下品（下薬）という3つのランクに分かれています*1。

上品（上薬）は、養命薬と呼ばれ、生命を養う目的の薬です。無毒であり長期に服用ができて、元気になり、不老長寿の作用を持つとされています。

中品（中薬）は、養生薬と呼ばれ、体力を養う目的の薬です。病気を予防し、虚弱な体を強くしますが、使い方によっては毒になることもあり、注意が必要とされています。

下品（下薬）は、治病薬と呼ばれ、毒となる成分も多く含まれるので、長期の服用は良くないとされています。

ちなみに神農（シンノウ）とは4000～5000年前の中国古代の伝説の帝王で、農耕・医薬・商業の神とされており、その名前がこの書名の由来となっています。

＊1　上品：人参・地黄、中品：当帰・芍薬、下品：大黄・附子（トリカブト）など、現在でも漢方で用いられる薬草が多数記載されている。

(3)『傷寒論・金匱要略』

『傷寒論』と『金匱要略』は、漢の時代の終わり頃（200年頃），張仲景（チョウチュウケイ）という医師（図1）が著した医学書とされています。

『傷寒論』は急性の感染症治療マニュアルのような本ですが、その内容は臨床上とても有益なため、現在では慢性疾患にも幅広く応用されています。

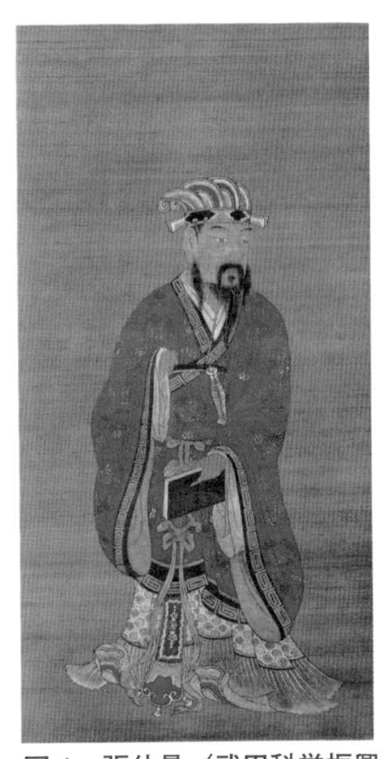

図１　張仲景（武田科学振興財団杏雨書屋所蔵）

『金匱要略』は感染症の続発症、婦人科などその他の疾患（慢性疾患）の治療について書かれた本です。

日本においては、江戸時代から近年に至るまで、漢方医にとって『傷寒論』と『金匱要略』はとても重要な書物であるとされています。例えば現在、日本で薬価収載された医療用漢方製剤の元になった漢方薬のうち、約半数の50％は、この『傷寒論』と『金匱要略』に載っている薬が元となっています。

皆さんが風邪やインフルエンザの時に使う、葛根湯（カッコントウ）や麻黄湯（マオウトウ）、新型コロナウィルス感染症に対し葛根湯と一緒によく使われる小柴胡湯（ショウサイコトウ）、アレルギー性鼻炎の治療で使われる小青竜湯（ショウセイリュウトウ）、病院で開腹手術（おなかの手術）後に使われる大建中湯（ダイケンチュウトウ）などは、全て、『傷寒論・金匱要略』に書かれた漢方薬なのです。約2000年も前の薬が、現代医療でもそのまま使われていて、なおかつ効果を発揮しているというのは驚きです。

何故、日本がこの書物を重要視するようになったのかについては、次節3.(5)「古方派の出現」のところで詳しくお話します。

3. 漢方医学の発展

ここで視点を日本に移して、どのようにして漢方医学が発展していったのかをみていきましょう。

(1) 中国伝統医学の伝来

古墳時代（3 世紀中頃～ 7 世紀末）以降、仏教などの大陸文化とともに、中国伝統医学が日本に入ってきました。正倉院宝物には、中国から伝えられた種々の生薬（漢方薬）が収められていました。

(2) 平安時代：日本最古の医学書

平安時代には遣唐使船により、様々な唐の文化がもたらされ、医薬書も輸入されました。宮廷医（皇族や貴族のお抱え医師）である丹波康頼（タンバノヤスヨリ）は、『医心方（イシンホウ）』という書物を 984 年に編纂しました。これは現存する日本最古の医学書として有名なので、皆さんも聞いたことがあるのではないでしょうか？

(3) 鎌倉時代：印刷技術の発達、民衆へ広がった医学

鎌倉時代になると仏教が一般大衆に広まり、医療の担い手が宮廷医から僧侶に変わりました。つまりお坊さんが医者になったわけで、貴族でなくても医療が受けられるようになったのです。また印刷技術の発達した中国から、宋の時代の医学書が入ってきて、これまで手で書き写していた医学書が、印刷された本として世に出回るようになったのです。こうして、医療の対象が貴族から一般大衆に拡大していったのです。

(4) 室町時代：後世派の発展

室町時代になると、中国の明（ミン）との交流がさかんになり、中には明へ留学する医師も出てきました。この時代に活躍した医師で有名なのは、曲直瀬道三（マナセドウサン）(1507 ～ 94 年）です（図 2）。中国の金（キン）や元（ゲン）の時代の医学書を独自に整理して、1574 年に『啓廸集（ケイテキシュウ）』医学書を著しました。この本は中国の伝統医学理論をベースとして書かれています。そして明の医学をよりどころとする後世派（ゴセイハ）＊2 という学派に発展していきました。

＊2　正式には後世方派（ごせいほうは）という。

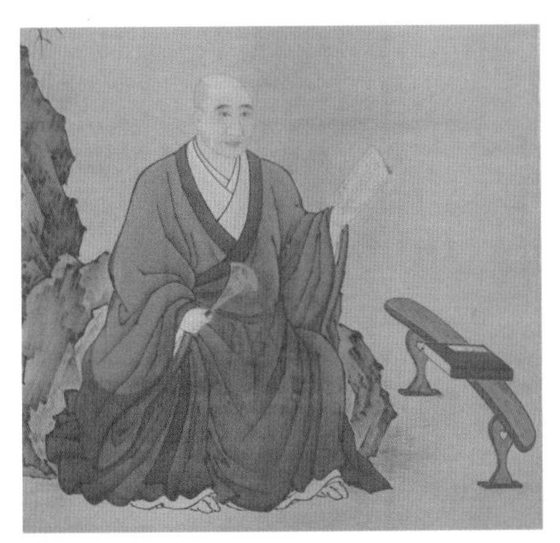

図2　曲直瀬道三（武田科学振興財団 杏雨書屋所蔵）

(5) 江戸時代中期：古方派の出現

その後は、江戸時代の前期まで後世派が主流でした。しかし中期に入ると安易なマニュアル化が出現し、後世派に対する批判も出始めました。またちょうどこの頃、梅毒・天然痘の患者が急増し、当時の医術（後世派の医療）ではその治療が十分に対応できていない状況でした。さらに中国では『傷寒論』の研究ブームが起きていて、儒学においても「古きに帰れ」という復古運動が展開されていました。

このような背景があって、日本では、後世派の理論（中国伝統医学理論がベース）が否定されるようになり、古い書物である『傷寒論』を高く評価して、それを医学の理想とする考えを持つ人達が出てきました。この新たな流派は、古方派（コホウハ）と呼ばれています。

古方派の大家である吉益東洞（ヨシマストウドウ）（1702 ～ 73 年）（図３）は、従来の伝統医学理論とは違った独自の考えを持っていました。その１つが、「万病一毒説（マンビョウイチドクセツ）」です。これは「薬というものは全て毒である。毒（薬）をもって毒（病気）を制する」という考えで、強力な薬を使った治療を行いました。

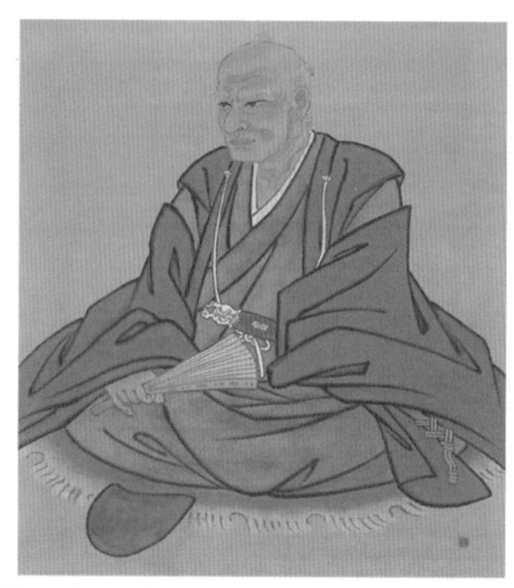

図3　吉益東洞（武田科学振興財団 杏雨書屋所蔵）

例えば梅毒に対して副作用の強い水銀剤を使っていました。このため、治るものもいれば、治療で死亡するものもいたようです。しかし後世派が対応できなかった梅毒の治療で成果をあげており、またこの治療と副作用の考え方は西洋医学的であるといえます。ちなみに当時は日本のみならず、世界中で梅毒が大流行しており、抗生物質のない時代であったので、水銀剤は世界的にもスタンダードな治療でした。

さらに、伝統医学理論にとらわれない「方証相対（ホウショウソウタイ）」という概念を提唱しました。これは漢方処方（方）と、漢方的診断（証）が、1：1で対応するという考え方で、現代でも古方派の医師達が処方を選ぶ時に使っている考え方です。

(6) 江戸時代後期：折衷派の出現と蘭方の伝来

古方派が盛んになる一方で、さらに後世派の考えを取り入れようとする折衷派*3が出てきました。その代表的な医師の一人として、和田東郭（ワダトウカク）（1743～1803年）が挙げられます。

また、江戸時代に入ってきた西洋医学であるオランダ医学、つまり「蘭方」を、漢方に取り入れた医師も出てきました。蘭方のうち、外科を積極的に取り入れたのが、華岡青洲（1760 ～ 1835 年）です。青洲は、全身麻酔を漢方で行い[*4]、外科手術を蘭方で行いました。

もう一人、忘れてはならないのが、浅田宗伯（1815 ～ 94）です（図４）。幕末から明治のはじめに活躍した医師で、江戸幕府や明治政府を通じて政府の要人や各国大使の治療を行いました。浅田宗伯は、古方派と考証学派[*5]の体系を昇華し新たな体系を創りました。処方集である『勿誤薬室方函』（1877）や、口訣集[*6]である『勿誤薬室方函口訣』（1878）は、処方解説書のお手本として重宝されたので、現代の日本における漢方処方の直接の出典となっています。

以上、江戸時代までの漢方の歴史についてお話しました。日本においても多くの流派や考え方があり、またその時代によって主流が変化してきていることがわかると思います。

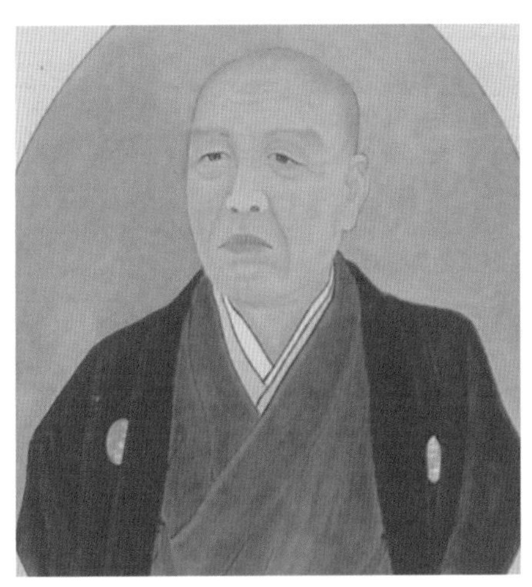

図４　浅田宗伯（武田科学振興財団 杏雨書屋所蔵）

＊3　折衷とは、「あれこれと取捨して適当なところをとること」（広辞苑第７版）。つまりいいとこ取り。
＊4　世界ではじめて全身麻酔を行った（1804 年）のが日本の華岡青洲であることは誇るべきことである。一般的にはアメリカのモートンによる吸入麻酔の公開実験（1864 年）が有名であるが、正確にはクロフォード・ロングがその前にエーテル麻酔を医療用に用いている（1842 年）。それでも、青洲の全身麻酔よりも 38 年も後の話である。
＊5　考証とは、「昔のことを調べ考え、証拠を引いて説明すること」（広辞苑第７版）。つまり考証学は過去の文献や書物から、エビデンスを求めて研究するもので、現代医療にも通用するスタイルといえる。
＊6　口訣の元の意味は、「文書に記さず、口で言い伝える秘伝」（広辞苑第７版）であるが、現代では「臨床の秘訣」を指すようになった。現代にはほぼ同義語として、クリニカルパール（clinical pearl）という言葉がある。これは「ある患者から得られた情報の中で、他の患者に対しても一般化できるもの」という意味であり、やはり「臨床の秘訣」という意味で使われている。

2 漢方における病気のとらえ方

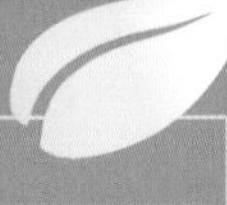

東海大学医学部専門診療学系漢方医学　新井 信

Key words　適応 / 陰陽 / 虚実 / 寒熱 / 表裏 / 六病位 / 気血水 / 五臓

1. はじめに

およそ2000年前に中国で発祥した医学は、鎌倉時代に日本に正式に伝わり、江戸時代に至って大きく独自の発展を遂げました。しかし、江戸後期にはオランダ医学（蘭方）が日本に流入したため、それと区別して、中国（漢）由来の医学という意味で「漢方」と呼ぶようになりました。すなわち、漢方とは日本で発展したわが国独自の伝統医学であり、生理観や病理観、病態把握方法、診察法、治療法、使用する薬物など、その体系は西洋医学とは根本的に異なっているのです。

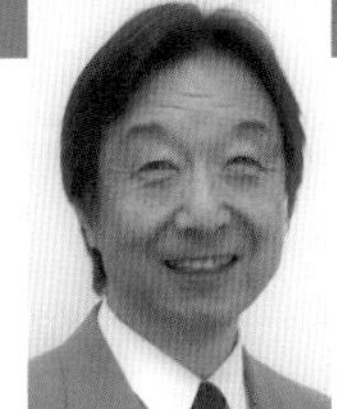

新井　信（あらい　まこと）　Author 著者

東海大学医学部専門診療学系漢方医学 教授

1981年 東北大学薬学部卒、1988年 新潟大学医学部卒、1988年 東京女子医科大学消化器内科、1992年 東京女子医科大学附属東洋医学研究所助手、1994年 同 医局長、2005年 東海大学医学部東洋医学講座助教授（特任）、2007年 同 准教授、2013年 東海大学医学部内科学系准教授（専任）、2015年 同 専門診療学系漢方医学准教授、2017年 同 専門診療学系漢方医学教授(現職)。【資格】医学博士。医師、薬剤師。総合内科専門医、漢方専門医·指導医、医学教育専門家。東京薬科大学客員教授、横浜市立大学医学部非常勤講師、聖マリアンナ医科大学非常勤講師、防衛医科大学校非常勤講師、東北大学薬学部非常勤講師、昭和薬科大学非常勤講師。【学会】和漢医薬学会常務理事、東亜医学協会理事、日本東洋医学会代議員、日本医学教育学会、日本内科学会、日本消化器病学会。【著書】『症例でわかる漢方薬入門』（日中出版）、『わが家の漢方百科』（東海教育研究所）。

東海大学医学部専門診療学系漢方医学 URL: http://kampo.med.u-tokai.ac.jp/

2. 漢方の適応（図 1）

西洋医学を中心とした現代の臨床において、体系が異なる漢方を上手に活用するためには、まず両医学における病気のとらえ方の違いを知り、適応を誤らないことが重要です。

一般に、患者を診察する場合、西洋医学では患者の身体所見や検査所見に着目し、病変部位を特定し、診断を付け、治療法を決定するというステップを踏みます。これに対し、漢方では不快な自覚症状に着目し、それを可能な限り取り除く治療法を考えます。たとえば、喉の痛みを訴える患者に対し、西洋医学では細菌性扁桃炎と診断できれば抗生物質で対処しますが、漢方では喉の痛みという自覚症状を目標に駆風解毒湯（クフウゲドクトウ）や桔梗湯（キキョウトウ）などの漢方薬で痛みを和らげます。

実際の臨床では、たとえば消化性潰瘍に対してプロトンポンプ阻害薬で胃酸分泌を抑制すると潰瘍の修復とともに疼痛も軽減するように、多くの場合は自覚症状と身体所見や検査所見は相互に関連しています。しかし、早期癌では通常は自覚症状に乏しい、心身症では愁訴が強くても諸検査では異常が見つから

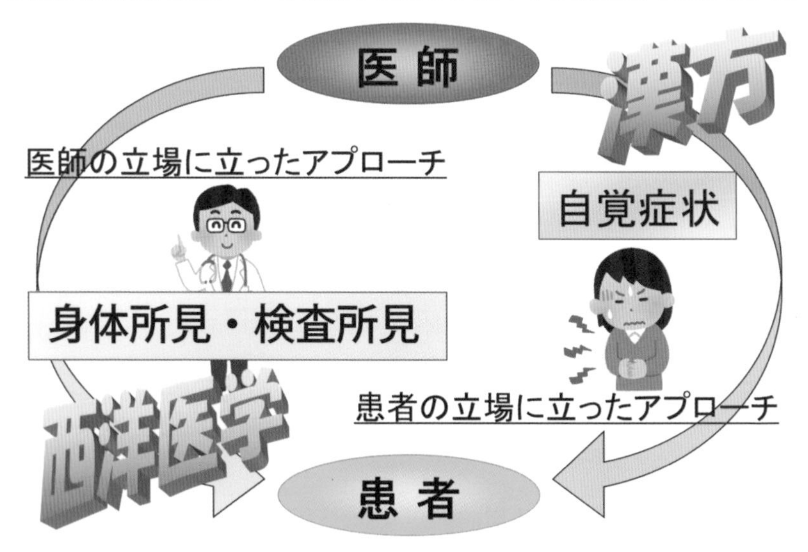

図 1　漢方と西洋医学における病気のとらえ方の違い

ない場合が多いなど、日常診療では両者は必ずしも関連しているとは限りません。そのような場合、治療の目標が患者の愁訴であれば漢方治療を、高血圧症や脂質異常症などの検査異常や悪性腫瘍などの器質的な病変であれば西洋医学的治療を選択します。また、たとえば食道癌に対して化学療法を行い、同時に生じる倦怠感や食欲低下に漢方薬を使うということもあり得るかもしれません。つまり、自分が何を目標に治療しようとしているのかを認識し、漢方と西洋医学のどちらを使うべきか、あるいは併用すべきかを判断することになります。

3. 漢方の基本概念

漢方は、西洋医学のエビデンスに基づいて使用することもありますが、臨床で漢方を上手に使いこなすには、「陰陽」「虚実」「寒熱」「表裏」「気血水」「六病位」「五臓」という漢方独特の概念をしっかりと理解しておく必要があります。

1) 陰陽(インヨウ)(図 2)

陰陽は、虚実、寒熱、表裏を包括する上位概念です。陰証(インショウ)とは新陳代謝が衰え、身体における熱産生が低下している状態、陽証(ヨウショウ)とは新陳代謝が旺盛で、熱産生も亢進している状態です。陰証の患者は寒がりで、温的刺激を好む傾向にあり、高齢者など、体力が低下した人が病気に罹患した時にこの病態を呈します。一方、陽証の患者は暑がりで、冷水を好む傾向にあり、小児や体力が充実した人が病気に罹患した時にしばしば見られます。

	陰　証	陽　証
新陳代謝	低下	亢進
症　候	寒がり 温的刺激を好む 低体温 顔面蒼白 脈は沈んで遅い	暑がり 冷水を好む 高体温 顔面紅潮 脈は浮いて速い

図 2　陰証と陽証

2）虚実（キョジツ）（図 3）

虚は中がうつろなこと、実は中が充満していることで、一般的に虚証は体力の低下を基礎とした、抵抗力・反応力の不足のこと、実証はその逆と解釈します。闘病反応から見れば、反応の弱いものが虚証、強いものが実証です。体力や体質の強弱は闘病反応の強弱と相関することが多いため、虚実を判定する際の重要な指標となり、特に消化器機能の強弱が重視されます。

	虚　証	実　証
体　型	痩せ形の下垂体質 水太り	筋肉質の闘士型 固太り
筋　肉	弾力・緊張ともに不良	弾力的で緊張がよい
腹　部	腹筋は薄く、緊張が悪い 上腹角が鋭角的	腹筋は厚く、弾力がある 上腹角が鈍角的
消化器機能	過食すると不快 食べるのが遅い 空腹で脱力感を覚える 冷たい飲食物で下痢しやすい	過食しても大丈夫 食べるのが速い 一食ぐらい抜いても平気 冷たい飲食物を食べられる
活動性	消極的で疲れやすい	積極的で疲れにくい
その他	夏バテしやすい 声が弱々しい	夏は暑がるがバテない 声が力強い

図 3　虚証と実証

	寒　証	熱　証
全身	自覚的に冷感あり 寒がり 悪寒 寒冷で誘発される諸症状 （頭痛、下痢など） 薄い喀痰	自覚的に熱感あり 暑がり 口渇 尿の赤色 ほてる感じ のぼせ
局所	局所の冷感（手足など） 温めると具合が良い	局所の熱感、発熱、充血 冷やすと具合が良い

図 4　寒証と熱証

3) 寒熱（カンネツ）（図 4）

寒熱は体温の高低ではなく、症候や温度に対する反応から判断されます。機能が低下して不活発なものは寒証、その逆は熱証で、温めて良くなるものは寒証、逆に冷やすと良くなるものは熱証と考えます。

4) 表裏（ヒョウリ）（図 5）

表裏とは闘病反応の起きている部位を表します。表（ヒョウ）は身体表層部で、皮膚、皮下組織、表位筋肉、頭部、鼻、関節など、裏（リ）は身体深部で、消化管や腹部内臓など、半表半裏（ハンピョウハンリ）は表と裏の中間で、横隔膜付近の臓器を指し、咽頭、食道、胃、耳、肺、気管支などが相当します。したがって、悪寒・発熱、頭痛、咽頭痛、鼻汁、鼻閉、項背部のこわばりと痛み、四肢の関節痛や筋肉痛などは表証、腹満、下痢、便秘などの消化器症状の他、稽留熱、身体深部の熱感、せん妄などの精神症状は裏証、咳嗽や胸内苦悶感など胸部症状、悪心・嘔吐、口の苦み・粘つき、季肋部痛などの上腹部症状、胸脇苦満（季肋部の抵抗と重苦しさ）は半表半裏証としてとらえられます。

	表証	半表半裏証	裏証
部位	身体表層部 皮膚 皮下組織 表位筋肉 頭部 鼻 関節など	表と裏の中間 （横隔膜付近） 咽頭 食道 胃 耳 肺 気管支など	身体深部 消化管、 腹部内臓など
症候	悪寒・発熱 頭痛 咽頭痛 鼻汁 鼻閉 項背部のこわばりと痛み 四肢の関節痛・筋肉痛など	胸部症状 咳嗽 胸内苦悶感など 悪心・嘔吐 口の苦み・粘つき 上腹部症状 季肋部痛 胸脇苦満など	消化器症状 腹満 下痢 便秘など 稽留熱 身体深部の熱感 精神症状 せん妄など

図 5　表証、裏証、半表半裏証

5）六病位（ロクビョウイ）（図6）

六病位では、急性熱性疾患の経過を、生体の抵抗力や防御能を示す正気と病邪との関連から、太陽病、少陽病、陽明病、太陰病、少陰病、厥陰病（ケッチンビョウ）の６つのステージに分けて考えます。太陽病はかぜのひきはじめなどの病期で、症状所見が体表部にとどまり、悪寒・発熱、頭痛、咽頭痛、鼻汁、関節痛、筋肉痛、項背にかけての筋肉の強ばりなどの表証が出現します。少陽病はかぜをこじらせ、食物の味がまずく、食欲が低下した状態で、口の苦み・粘り、食欲不振、嘔気、舌白苔（ゼツハクタイ）などの半表半裏証が現れます。陽明病は病変が完全に身体深部に移り、高熱が持続する状態で、便秘、潮熱と表現される高熱の持続、腹部膨満、口渇、せん妄などの裏の症状が出ます。太陰病は消化管を中心に機能が衰え、気力と体力が低下した状態で、下痢、腹痛、全身倦怠感、食欲不振があります。少陰病はさまざまな臓腑の機能がより低下し、倦怠感が強まった状態で、強い全身倦怠感、気力低下、身体の冷え、未消化の下痢などがみられます。厥陰病は冷えが身体深部まで及び、諸臓腑機能が著しく低下した重篤な状態で、意識レベル低下、呼吸困難、持続性下痢などの症状で特徴付けられます。

	漢方的病態	主な臨床症状
太陽病	かぜの引き始めなどで、症状所見が体表部にとどまっている状態	悪寒・発熱、頭痛、咽頭痛、鼻汁、関節痛、筋肉痛
少陽病	かぜをこじらせ、食物の味がまずく、食欲が低下した状態	口の苦み・粘り、食欲不振、嘔気、舌白苔、往来寒熱
陽明病	病変が完全に身体深部に移り、高熱が持続する状態	便秘、高熱持続（潮熱）、腹部膨満、口渇、譫妄
太陰病	消化管を中心に機能が衰え、気力と体力が低下した状態	下痢、腹痛、全身倦怠感、食欲不振
少陰病	さまざまな臓腑の機能がより低下し、倦怠感が強まった状態	強い全身倦怠感、気力低下、身体の冷え、未消化の下痢
厥陰病	冷えが身体深部まで及び、諸臓腑機能が著しく低下した重篤な状態	意識レベル低下、呼吸困難、持続性下痢

図６　六病位の漢方的病態と主な臨床症状

6) 気血水（キケツスイ）（図7）

気、血、水は身体を構成する三大要素です。気は生命活動をつかさどる根源的エネルギーで、精神活動もこれに属します。血は気の働きを担って生体をめぐる赤色の液体で、血液だけでなく、全身の栄養状態などにも関与します。水は気の働きを担って生体を潤す無色の液体で、体液だけでなく、水分代謝などにも関連しています。これら3要素の1つでも過不足や停滞を生ずると、身体や精神にさまざまな症状となって現れます。気の失調には気が量的に不足して元気がなくなる気虚、気の巡りが悪くなってとどこおり、不安感や咽喉のつまり感を訴える気滞、気が頭部へ逆上していらいらする気逆の3つ、血の失調には血の流れがとどこおり、月経異常などを訴える瘀血（オケツ）、血が量的に不足して貧血症状を呈する血虚の2つ、水の失調には浮腫や口渇など、身体における水分が量的または分布に異常をきたした水滞があります。

	漢方用語	漢方的病態	症　状
気	気 虚	生命エネルギーとしての気が量的に不足した病態	疲労倦怠、易疲労、 無気力、食後眠気、消化吸収機能低下
	気 滞	気の巡りが悪くなって滞った病態（精神活動の停滞、ガスのうっ滞）	抑うつ気分、不安感、喉のつまる感じ 息苦しい感じ、腹部膨満感
	気 逆	生命エネルギーや精神という意味での気が頭部へ逆上した病態	冷えのぼせ、発作性の動悸、顔面紅潮 不安焦燥感
血	瘀血	血の流れが滞った病態	月経異常（月経痛・月経不順） 月経に一致して増悪する症状 下腹部の圧痛・抵抗・膨満、紫斑 皮膚粘膜の鬱血・暗紫色化
	血虚	血が量的に不足した病態	貧血、貧血様症状、栄養状態不良 皮膚乾燥、色素沈着、易疲労、集中力低下
水	水 滞	身体における水分が量的、あるいはその分布に異常をきたした病態	浮腫、尿量異常、水様性鼻汁、 頭痛（雨の前日）、末梢性めまい、口渇

図7　気血水の失調と臨床症状

7）五臓（図 8）

五臓とは、肝、心、脾、肺、腎の 5 つを指します。これらは、現代医学における解剖学的な臓器とは異なり、それぞれに特徴的な機能や感情が割り振られています。五臓の失調として、漢方医学では腎虚、脾虚、肝の概念が慣習的によく使用されます。腎虚とは成長や老化に関連する症状や下半身の機能低下で、排尿異常や生殖機能低下、腰痛などの症状、脾虚とは消化機能の低下で、食欲不振や慢性下痢などの症状、肝の失調とは神経過敏の状態で、イライラや怒り、筋肉痙攣などの症状を呈します。

肝	心	脾	肺	腎
神経過敏	睡眠障害	食欲異常	呼吸器症状	老化現象
筋肉の痙攣	焦燥感・興奮	下痢・腹満	鼻汁	夜間頻尿
目の異常	動悸・息切れ	四肢のだるさ	発汗異常	集中力低下
怒り・いらいら	過剰な喜び	考え込み	憂鬱・悲しみ	驚き・恐れ

図 8　五臓の失調と臨床症状

4. おわりに

近年、国際疾病分類第 11 改訂版（ICD-11）に東アジア伝統医学分類が掲載され、医学教育分野別評価基準のグローバルスタンダードにも「補完医療との接点を持つこと」という文言が明記されました。このような世界的な流れの中で、日本伝統医学である漢方も今、大きく見直されようとしています。

【参考文献】

1）日本漢方医学教育協議会編：“基本がわかる漢方医学講義”, p.207, 羊土社（2020）.
2）日本伝統医学テキスト . 漢方編 , 平成 22･23 年度厚生労働科学研究費補助金 地域医療基盤開発推進研究事業「統合医療を推進するための日本伝統医学の標準化」研究班編集 . http://kampo-edu.med.u-tokai.ac.jp/textbook/

3 漢方医学の診察法

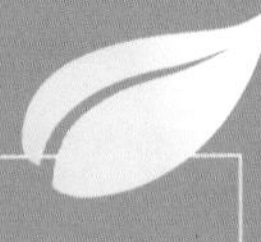

千葉大学大学院医学研究院 平﨑 能郎・並木 隆雄

Key words 四診／望聞問切／気血水／脈診／腹診

1. はじめに

漢方医学は古代中国に端を発し、数千年の歴史があります。その診察法は人間の五感や直観力を使ったものです。その内容は四診（シシン）と呼ばれ望聞問切（ボウブンモンセツ）の4項目に分かれます。以下にそれぞれに関して説明を加えたいと思います。

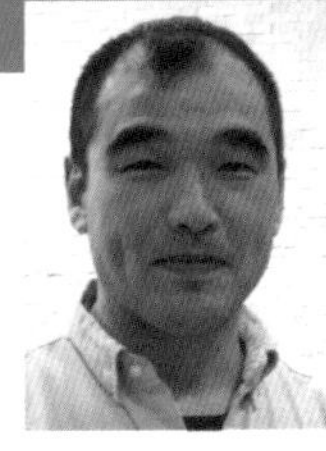

平﨑 能郎（ひらさき よしろう） Author 著者

千葉大学大学院医学研究院和漢診療学講座 特任准教授

1997年 東京大学医学部卒業、1998年より寺澤捷年氏に師事し漢方医学を学ぶ。2010年 医学博士（免疫学）。2014年-2016年 中国中医科学院広安門病院腫瘍科留学。2016年 千葉大学大学院医学研究院和漢診療学講座、特任講師。2019年 同 特任准教授。日本東洋医学会漢方専門医、指導医。著書に『中医オンコロジー』（2016年 東洋学術出版社）、『補訂皇漢医学』（2018年 あかし出版）。専門はがんの漢方治療。

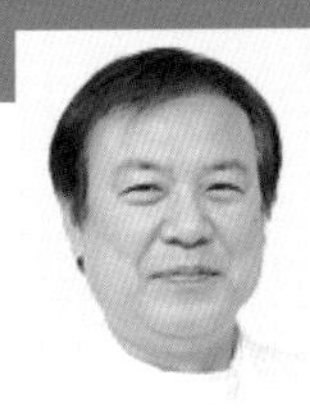

並木 隆雄（なみき たかお） Author 著者

千葉大学医学部附属病院和漢診療科診療 教授

1985年 千葉大学医学部卒、1985年 千葉大学医学部附属病院第三内科、1993年 医学博士取得、1998年 帝京大学附属市原病院心臓血管センター助手、1999年 帝京大学附属市原病院心臓血管センター講師、2002年 千葉県立東金病院内科部長、2005年 千葉大学大学院医学研究院先端和漢診療学客員助教授、2010年 千葉大学大学院医学研究院和漢診療学准教授、2011年千葉大学医学部附属病院和漢診療科 科長（現在に至る）、2012年 千葉大学医学部附属病院和漢診療科診療教授（現在に至る）。

2. 望診（ボウシン）

視覚を通じて得られる患者から身体情報を収集する作業を指します。まず、1～2メートルの距離から、全身を観察して、体格や、顔色や皮膚の状態、歩き方や立ち振る舞いなどの動作で、大まかな陰（寒性）陽（熱性）虚（闘病力が低い、または体力の低下）実（闘病力が強い、または病気の勢いが盛んなさま）を判定します。典型的な陽・実証、陰・虚証のそれぞれの望診例を図1に示します。また近距離で、舌を観察します。これを舌診（ゼッシン）と呼び、後述します。

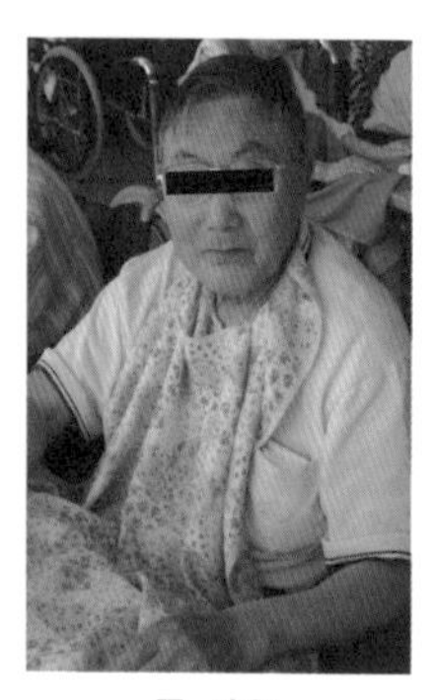

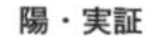
陽・実証

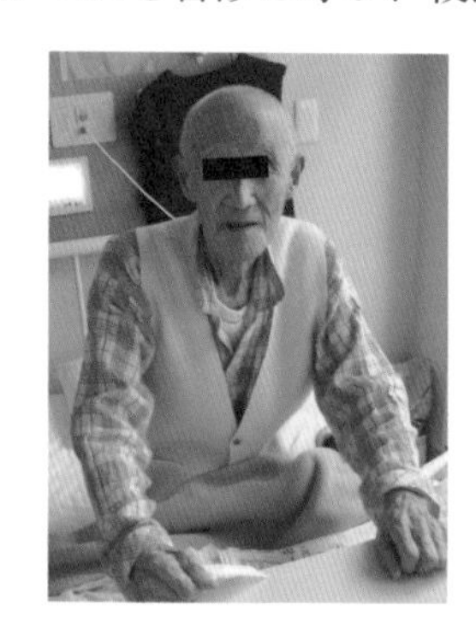

陰・虚証

図1　望診例

3. 聞診（ブンシン）

聴覚・嗅覚により病状の情報収集することを意味します。患者の発する音から虚実（キョジツ）や気血水（キケツスイ）の異常がわかる場合があります。例えば、意識のない患者の大声であれば譫語（センゴ）と呼ばれますが、実の所見です。小さく「ムニャムニャ」という、寝言であれば鄭声（テイセイ）と言う虚の所見となります。キャンキャンという咳込みの音は、体の水分が足りない（津液枯燥（シンエキコソウ））と判断し、ゼコゼコという音であれば、逆に水滞（スイタイ）（後述）による湿った痰が肺にあると考えます。また、嗅覚もこの聞診に入りますが、患者の排泄物などが強く臭う場合は実、弱い臭いだと虚と判定します。

4. 問診（モンシン）

問答によって得られる情報のことを指します。通常の病気に関連したこと以外にも、食事の嗜好や天気の変化による症状の変動も重要な所見と考えます。漢方医学の臓器の概念に関連して、それぞれの臓器に対応する味覚の考え方があります。肝（酸）、心（苦）、脾（甘）、肺（辛）、腎（鹹（カン））という対応関係であり、例えば消化機能や同化作用に携わる漢方医学での脾（西洋医学でいう膵臓に相当します）の異常では甘いものが好きな人が多いという関連もあり、問診で味の好みを聞くことで漢方医学での臓器の異常の判定材料になります。また天気に関しても、たとえば、低気圧で雨が降る前になると決まって頭痛症状が出る人は後述の水滞体質と判定したりしますので、漢方外来の問診では頭痛症状のある場合には必ず確認します。

5. 切診（セッシン）

直接患者に触れることで得られる情報。治療することを「手当て」といいますが、漢方医学でもまず患者の訴える症状部位を観察して可能であれば手を当てて診察します。症状のある局所以外に、必ず行う切診に、脈診･腹診があり、次に述べたいと思います。

以上が、四診のアウトラインですが、その中で舌診、脈診、腹診を以下に詳細に説明したいと思います。

6. 舌診（ゼッシン）

漢方医学では体の中に流れる気・血・水を想定してそのバランスの乱れにより病気が起こると考えます。生体内と体表を流れる目に見えない根源的エネルギーを気、物質的側面を支える赤い液体を血、無色の液体を水と定義しました[1)]。気の量的不足を気虚、流通の異常を気滞（キタイ）、血の量的不足を血虚（ケッキョ）、流通の異常や病理産物を瘀血（オケツ）、水の異所性分布を水滞（スイタイ）（水毒（スイドク））、水の不足を津液枯燥（シンエキコソウ）と定義

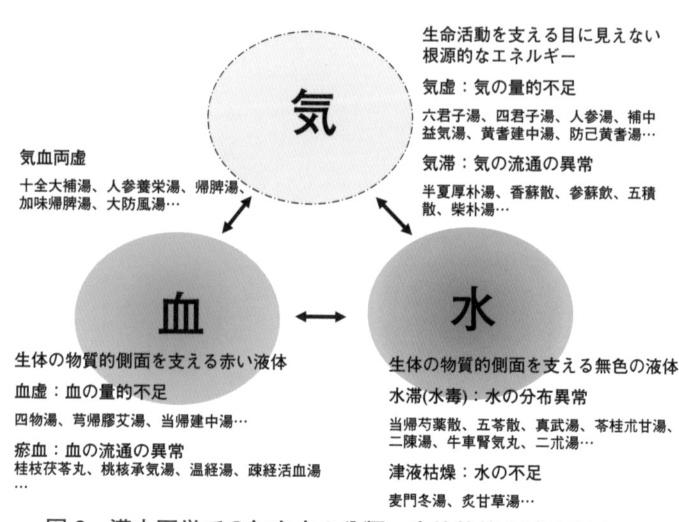

図２　漢方医学での気血水の分類、病的状態と適応処方

しました。図２に気血水の病的状態とその適応漢方方剤を挙げます。 舌にはこの気血水の異常があらわれます。舌診の際には唾を飲み込んだ後、口を大きく開いてもらい、無理な力を入れず自然な形で舌を出してもらい、充分な自然光またはそれに近い照明のもとで観察します。この状態で舌質（ゼッシツ）の形態と色調、舌苔（ゼツタイ）の性状を観察します。なお、所見に影響を与えるため、受診前数日は歯ブラシなどで舌をこすらないようにします。大きな舌は腫大舌（シュダイゼツ）、胖大舌（ハンダイゼツ）と呼び、気虚または水毒の所見を表します。一方、体積の小さい舌は血虚（ケッキョ）と津液枯燥（ツンエキコソウ）と考えます。舌乳頭組織が大きい表面がザラザラした舌は老舌（ロウゼツ）と呼び実証、舌乳頭組織が委縮して表面が滑らかな舌は嫩舌（ドンゼツ）と呼び虚証の所見です。舌質の色調は適度な赤みを帯びたピンク色が正常ですが、その赤みが薄い舌の事を淡白舌（図 3A）と呼び、気虚や気血両虚の所見です。逆に赤みが強く、暗赤の舌質は瘀血（オケツ）の所見です。舌を反転させて観察した場合に舌下静脈が目立つ場合も、やはり瘀血の所見です（図 3B）。舌苔はないかあっても薄いものが正常ですが、体内に異常があると舌苔が現れます。一般に白い舌苔は寒の性質、黄色～褐色を帯びた舌苔は熱の性質の異常が体内にあると考えます。

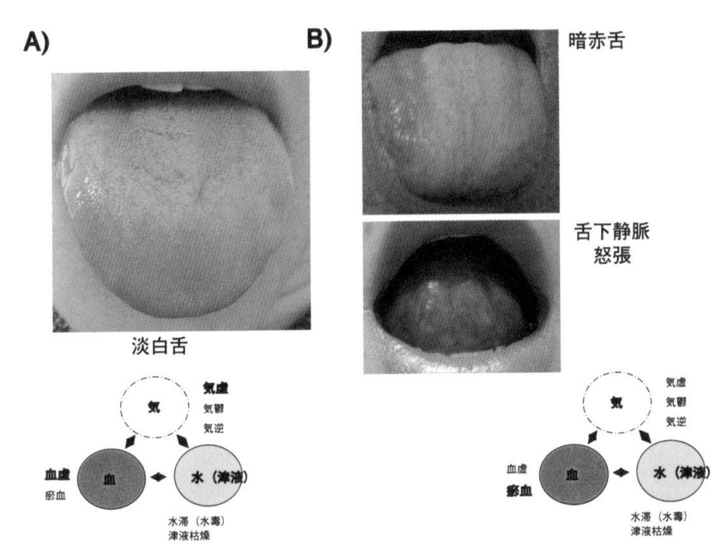

図3　舌質の状態と気血水

7. 脈診（ミャクシン）

漢方医学では橈骨動脈の診察をしますが、これを脈診と呼んでいます（図4A）。茎状突起部の遠位から順番に寸口（スンコウ）、関上（カンジョウ）、尺中（シャクチュウ）の部位があり、それぞれ、人体の上焦（ジョウショウ）（心下部より上）、中焦（心下部から臍の高さまで）、下焦（臍以下）に対応しています。また、漢方医学での臓器にも対応しています。様々な学説がありますが、代表的な対応を図4Bに示します。このような部位別の脈診法を六部定位（ロクブジョウイ）脈診といいます。橈骨静脈全体的では浮（表在性の脈）沈（潜在性の脈）、数（サク）（頻脈）遅（徐脈）、実（強くうつ脈状）虚（弱い脈状）、大（幅の広い脈）小（幅の狭い脈）、緊（緊張の強い脈）緩（緊張のない脈）、滑（珠を転がすように滑らかに流れる脈）渋（ジュウ）（濇（ショク））（円滑に流れない脈）を判断します。例を挙げると、感冒の初期では脈が表在性になることが多く、葛根湯の適応症では、浮、数、実、緊の脈を呈します。また、冷え性でむくみやすい人に合う真武湯（シンブトウ）という処方がありますが、脈が沈、遅、虚、小、緊であると有効なことが多いです。

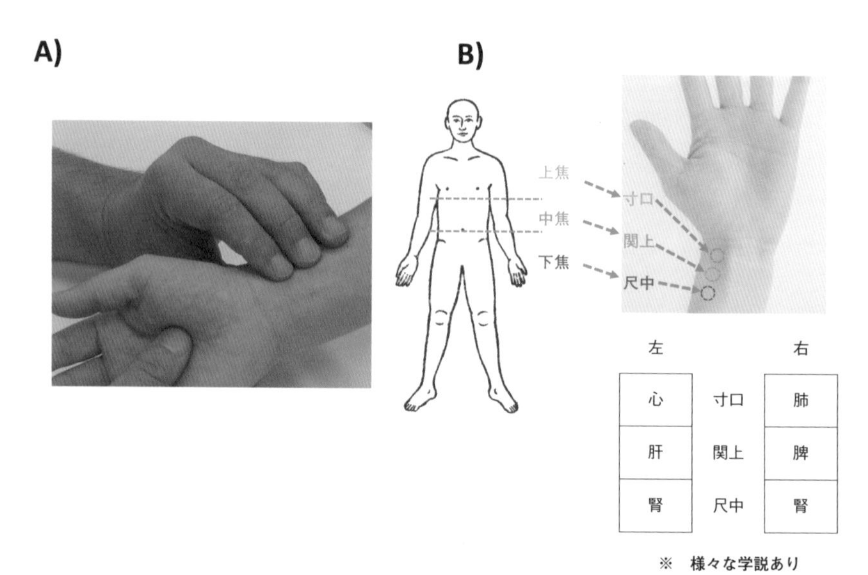

左		右
心	寸口	肺
肝	関上	脾
腎	尺中	腎

図４　漢方医学での脈診

8. 腹診（フクシン）

やはり古代中国に端を発する診察技法ですが、現代では中国では行われておらず、日本においてのみ継承された技法です[2,3]。通常の内科診察と違い、仰向けになり足を伸ばした状態で診察します。脈診が短期的な病状の変化を反映するのに対し、この腹診所見は長期的な病証の蓄積を表現することが多く、一般に漢方専門医は急性疾患では脈診を重視し、慢性疾患ではこの腹診を重視しています。代表的な腹診所見とその鑑別処方を図６に示します[1,2]。漢方医学では心下部を心下（シンカ）、季肋部を胸脇（キョウキョウ）、臍から下の下腹部を小腹（ショウフク）、側腹部を脇下（キョウカ）と呼んでいます。腹部の内圧を腹力と呼んでいますが、強い腹力であれば実証、弱ければ虚証と判定します。下腹部が、その外の部位とくらべて腹力が弱い、または知覚鈍麻があれば、小腹不仁（ショウフクフジン）と呼び、漢方医学での腎のエネルギーが不足した腎虚（ジンキョ）の状態と判定し、補腎薬（ホジンヤク）（八味地黄丸、六味地黄丸、牛車腎気丸（ゴシャジンキガン））の適応と考えます。心窩部の硬結や痞塞感（ヒソクカン）は心下痞鞕（シンカヒコウ）と呼び、舌質の赤みが強

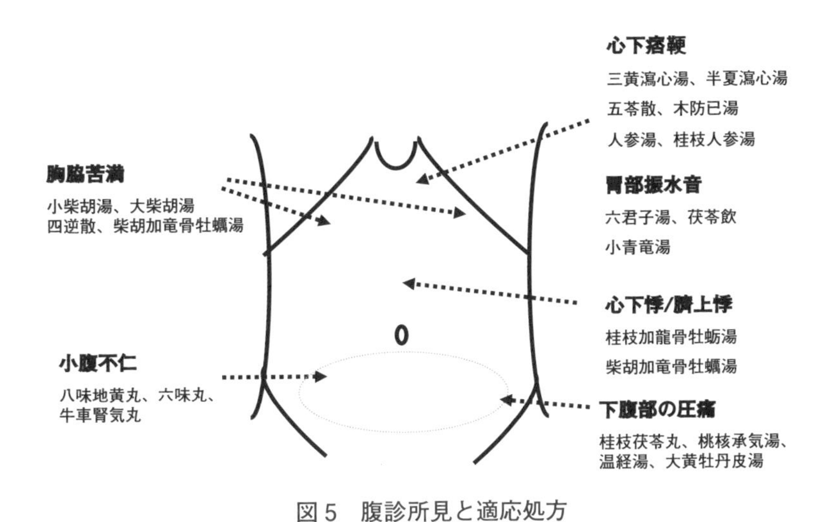

図5　腹診所見と適応処方

い場合は瀉心湯類（シャシントウルイ）（半夏瀉心湯、三黄瀉心湯など）、また淡白舌（タンパクゼツ）の場合は脾の虚と捉え人参剤（人参湯、桂枝人参湯（ケイシニンジントウ）など）、水滞（スイタイ）と考えて利水剤（木防已湯（モクボウイトウ）、五苓散など）の適応証を考えます。季肋部の重圧感や抵抗を胸脇苦満（キョウキョウクマン）と呼びますが、漢方医学での肝の異常で、ストレスにさらされた場合や、感染症の亜急性期に現れる所見で、柴胡剤（サイコザイ）（大 / 小柴胡湯、四逆散、柴胡加竜骨牡蠣湯（サイコカリュウコツボレイトウ）など）の適応となります。心窩部を軽く指先で叩打したときに、フラスコに入れた水を振ったときのような音がする場合、胃部振水音（イブシンスイオン）という所見で、消化器系の水滞と捉えて六君子湯（リックンシトウ）や茯苓飲（ブクリョウイン）、また、鼻炎や呼吸器症状を伴う場合は小青竜湯の適応証と考えます。腹部大動脈の拍動が腹部の皮下にふれる場合は、心下悸・臍上悸と呼び、気逆（精神不安）の所見で、竜骨（リュウコツ）と牡蛎（ボレイ）を含む処方（桂枝加龍骨牡蛎湯、柴胡加竜骨牡蠣湯）の適応となります。臍周囲の硬結 / 圧痛やS状結腸、回盲部の硬結 / 圧痛がある場合は瘀血の所見で、桂枝茯苓丸（臍傍圧痛（サイボウアッツウ））、温経湯（臍下圧痛）、桃核承気湯（トウカクジョウキトウ）（S状結腸部の圧痛）、大黄牡丹皮湯（ダイオウボタンピトウ）（回盲部圧痛）などの適応となります。

9. まとめ

最後に漢方医学での診断治療のプロセスを図6に示します。四診で得られた自他覚所見の情報を、陰陽虚実、六病位、気血水、五臓などの漢方医学の病理病態概念に照らし合わせ、また口訣(クケツ)という経験則に照合して、診断して適応処方により治療します。そして、効果判定は四診での異常所見が改善するかどうか、または検査データが改善するかどうかで判断します。有効であれば、同じ処方を継続して、無効であれば、診断治療を再検討するという流れとなります。また、一つの治療法の効果判定の期間は、それぞれの患者の病態によって異なりますが、一般に急性病であれば短期間（数日から数週）、慢性病であれば長期間（数カ月から半年）で判定しています。

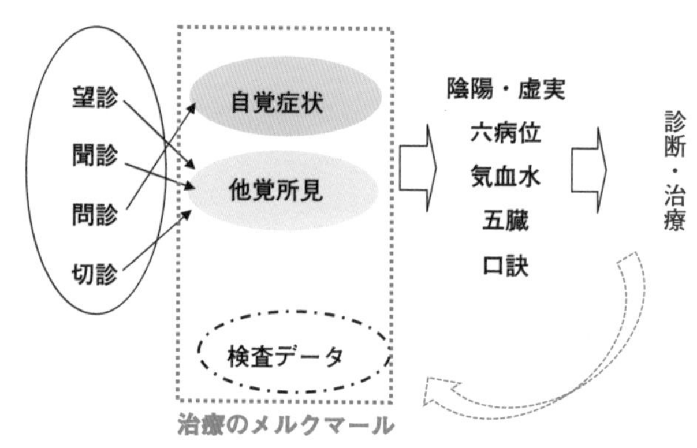

図6　漢方医学での診断治療へのプロセス
（メルクマール：目標・参考となる所見など）

【参考文献】

1) 寺澤捷年：“症例から学ぶ和漢診療学　第二版”，医学書院（1998）.
2) 湯本求真原著，平崎能郎，田中寛之校注：“補訂皇漢医学”，あかし出版，東京（2018）.
3) 並木隆雄監修，鈴木達彦編集：“腹診のエビデンス；江戸版”，医聖社，東京（2019）.

4 生薬・漢方薬

東亜医学協会 **坂田 幸治**・北里大学東洋医学総合研究所 **緒方 千秋**

Key words 生薬 / 本草 / 漢方薬 / 剤形 / 日本薬局方 / 神農本草経 / 安全性

はじめに

漢方薬は漢方医学理論に基づき、原則、複数の生薬で構成されています。ここでは、生薬（本草）についての基本的な考え方、流通、漢方薬の剤形、入手方法などを説明します。

I．生薬と本草

1. 生薬とは

生薬とは、『日本薬局方』に「動植物の薬用とする部分、細胞内容物、分泌物、抽出物又は鉱物など」とされ、これらを乾燥あるいは簡単に加工処理を行い、必要に応じて使用できるように調製したものです（**図 1**）。また、この加工のことを“修治（シュウチ）”といいます。

『日本薬局方』は医薬品の規格基準書で、わが国における繁用医薬品が収載されています。生薬は、本書に基原、性状、確認試験、純度試験、成分含量試験などさまざまな規定が設けられ、その基準を満たすことで、医薬品として認められます。

また、生薬名は性状（色調など）や薬用部位、産地、伝説、加工方法、薬能などに基づいて命名されています。そのため、漢字の意味を知ることで、その特徴がよく理解できます。特徴的な生薬名の由来について**図 2** に示します。

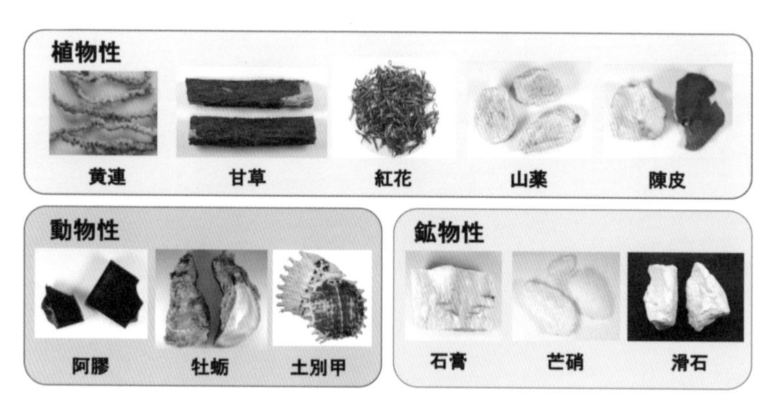

図１　動植鉱物由来の生薬

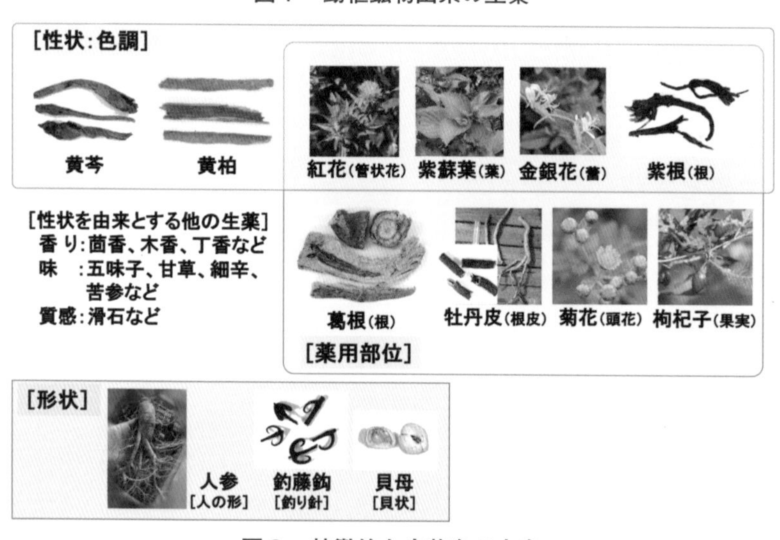

図２　特徴的な生薬名の由来

2. 本草とは

本草とは生薬の概念に類似していますが、漢方で使用される薬物のことで、その大部分が草本植物であるために、古来より「本草」と呼ばれています。それらをまとめたものが本草書とされ、1～2世紀頃（中国・漢代）の『神農本草経（シンノウホンゾウキョウ）』が最初の本草書とされます。

2－1.『神農本草経』

古来より身近な天然資源を食材や薬材として利用し、そのなかで健康維持や症状改善のために必要不可欠となった薬材は、薬物として『神農本草経』に集約されました。

本書の特徴は、独特な薬物の分類方法にあり、西洋の薬物書とは異なった形式となります（**図3**）。それは1年の日数に合わせた365種の薬物（動・植・鉱物性生薬）が人体に及ぼす薬能によって上薬（品）120種、中薬（品）120種、下薬（品）125種の三段階に分類されている点です。これを「三品分類」といいます。「品」とは位を意味します。

「三品分類」では、予防的な薬物が上ランクに、治療薬が下ランクに置かれています。常々上ランクの薬物を服用して病気にかからないようにするのがよく、病気になってから有毒な治療薬を服用するのは最後の手段だとされています。このことは中国医学の根本である養生思想に基づくものとされます。上品・中品・下品の分類法と代表的な生薬を示します（**表1**）。

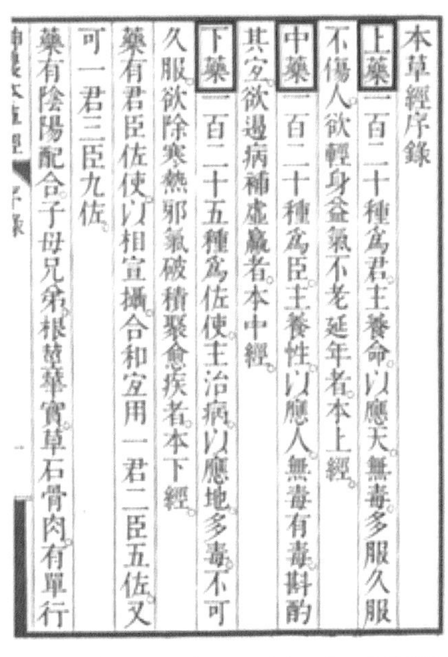

本草經序錄
上藥一百二十種爲君主養命以應天無毒多服久服
不傷人欲輕身益氣不老延年者本上經
中藥一百二十種爲臣主養性以應人無毒有毒斟酌
其宜欲遏病補虛羸者本中經
下藥一百二十五種爲佐使主治病以應地多毒不可
久服欲除寒熱邪氣破積聚愈疾者本下經
藥有君臣佐使以相宣攝合和宜用一君二臣五佐又
可一君三臣九佐
藥有陰陽配合子母兄弟根莖華實草石骨肉有單行

図3 『神農本草経』序録「三品分類」

表１　三品分類と代表的な生薬

分類	説明	主な生薬
上薬（品）	120種、君と為す。命を養うを主どり、以て天に応ず。無毒である。多くを服し、久しく服すも、人を傷わず。身を軽くし、気を益し、老いず、年を延べんと欲する者、上経に本づく。	人参、柴胡、朮, 桂皮、甘草、大棗、地黄、酸棗仁、茵蔯蒿、麦門冬、茯苓、沢瀉、薏苡仁、阿膠、麻子仁、細辛、遠志、竜骨、牡蛎、芒硝など
中薬（品）	120種、臣と為す。性を養うを主どり、以て人に応ず。無毒・有毒其の宜しきを斟酌す。病を遏（と）め、虚羸（きょるい）を補わんと欲する者、中経に本づく。	当帰、黄耆、呉茱萸、黄芩、黄連、芍薬、川芎、麻黄、葛根、厚朴、猪苓、枳実、乾姜、五味子、山梔子、黄柏、荊芥、桑白皮、知母など
下薬（品）	125種、佐使と為す。病を治するを主どり、以て地に応ず。毒多し。久しく服すべからず。寒熱・邪気を除き、積聚（せきしゅう）を破って、疾を愈やさんと欲する者、下経に本づく。	大黄、蜀椒、附子、烏頭、半夏、牡丹皮、防已、連翹、桃仁、杏仁、桔梗、夏枯草など

2－2. 気味（キミ）（性味）

本書の記述内容の多くには、「一名」（別名）、「気味」、「所在」（産地）、「薬能」が記されています。

気味とは、漢方の理論体系によって成り立つ薬理作用のことです。気（薬性）は五気、味は五味に分類されます。

本書には、「寒を治療するには熱薬を以てし、熱を治療するには寒薬を以てす」とあり、薬物のもつ薬性を考慮した治療原則が述べられています（**表２**）。

五味とは酸・苦・甘・辛・鹹（カン）（塩辛い）のことです（**表３**）。

このような五気・五味の基本的な考え方は、漢方薬による治療などにおいて、重要な役割を果たします。

表2　五気の作用

気	作　用	該当生薬
熱薬	刺激と興奮作用がある	附子、乾姜、桂皮など
温薬	熱薬の作用よりも少し弱い	人参、黄耆、当帰など
平薬	薬性が寒熱に属さない	芍薬、半夏、茯苓など
涼薬	寒薬の作用よりも少し弱い	牡丹皮、連翹、薄荷など
寒薬	沈降、鎮静、消炎作用がある	黄柏、黄連、石膏、大黄など

表3　五味の作用

味	作　用	該当生薬
酸味	収斂、収縮、固渋作用がある	五味子、山茱萸、沢瀉など
苦味	清熱、瀉下、沈静作用がある	黄連、黄柏、大黄など
甘味	滋補、和中、緩急作用がある	人参、黄耆、甘草、大棗など
辛味	発散、解表、健胃作用がある	細辛、生姜、桂皮、蘇葉など
鹹味	軟堅、散結、瀉下作用がある	牡蛎、芒硝など

Ⅱ．生薬の生産と流通

生薬の原料は、栽培もしくは自生した薬用植物を採取して、生産されます。前者は同品質のものを計画的に生産することができます。後者は品質も不安定で生産量をコントロールすることができない欠点がある一方、まれに高品質で高価な薬用植物を得ることもあります。

現在、日本における生薬の多くは、近隣諸外国からの輸入に頼っています。そのほとんどが中国からの輸入で、その他、韓国、インドネシア、タイ、インド、ベトナムなどが挙げられます。国内自給率はわずか1割です。

近年においては、生産量や品質の安定のために、自生した野生種に依存した薬用植物の栽培化や国内における栽培推進が急務となっています。

Ⅲ．漢方薬

漢方とは、中国で伝承された伝統医学が日本に伝来し、日本で継承された日本独自の伝統医学のことです。漢方薬とは、その伝統医学の中で、経験的に治療薬として実証され、現代まで継承された薬剤です。例えば、「葛根湯」は中国漢代に創られた医学書『傷寒論（ショウカンロン）』に記述された漢方薬であり、現代においても感冒薬としても広く使用され有名な漢方薬の一つです（**図4**）。

漢方薬は古典医学書や経験に基づいて、生薬の構成や配合比が決められています。

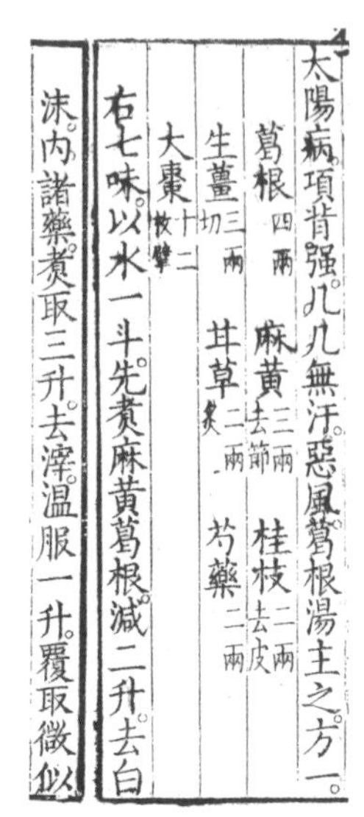
太陽病。項背强。几几無汗。惡風。葛根湯主之。方一。
葛根 四兩　麻黄 三兩 去節　桂枝 二兩 去皮
生薑 三兩 切　甘草 二兩 炙　芍藥 二兩
大棗 十二枚 擘
右七味。以水一斗。先煮麻黄葛根。減二升。去白
沫。内諸藥。煮取三升。去滓。温服一升。覆取微似

図4　『傷寒論』葛根湯

1．剤形（ザイケイ）

現在、主に流通する漢方薬の剤形はエキス剤です。しかしながら、葛根湯などのように「湯」と付くものは、本来、湯剤（トウザイ）いわゆる煎じ薬（液状）であり、伝統的な剤形です。当帰芍薬散は「散」剤、八味地黄丸は「丸」剤になります。その他に軟膏剤などもあります。エキス剤は液状の漢方薬を噴霧乾燥などの技術を用いて乾燥し、賦形剤などを加えた顆粒状の薬剤です（**図5**）。

湯剤（煎じ薬）の作り方は、『日本薬局方』にも定められています。ここでは一般的な煎じ方を**図6**に示します。

漢方薬の剤形選びは漢方薬をうまく利用するコツにもなります。ここでは湯剤とエキス剤の利点・欠点を**表4**に示します。近年ではさまざまな剤形が開発されており、錠剤、カプセル剤、トローチ剤、ドリンク剤（軟エキス剤）などがあります。

内服薬

生薬の刻み・全形を利用

熱水抽出を行うため、熱に安定な水溶性成分が主な薬効成分

湯剤（煎じ薬）

複数の生薬をティーバックや和紙袋などに入れて、水から煮出してできたスープ。

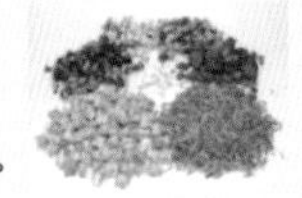

エキス剤

湯剤を乾燥して造粒したもの。湯剤と同等の効果が期待でき、湯剤のもつ欠点、不便さを解消。

※カプセル剤・錠剤などはエキス剤を利用

生薬の粉末を利用

生薬をそのまま服用するため、油性成分や熱に不安定な成分

散剤

生薬の粉末を混ぜたもの。

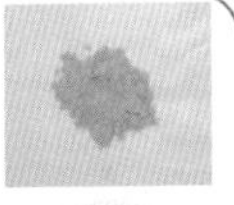

丸剤　（散剤 ＋ 蜂蜜）

生薬の粉末を混ぜて、蜂蜜などで丸めたもの。

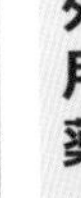

外用薬

軟膏剤

熱したゴマ油などで成分抽出して固めたもの。紫雲膏は使用頻度の高い外用剤。

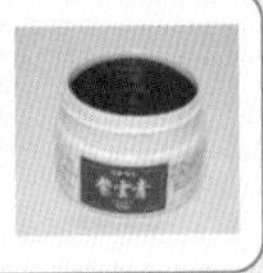

図５　漢方薬の剤形

①　１日分の煎じ薬（１袋分）

涼しいところ（夏季は冷蔵庫）に保管し
長期保管は避ける

袋の中身を取り出す又は和紙袋のまま煎じ容器に入れます

煎じ容器は、土瓶、ステンレス、耐熱性ガラスなどのやかんや鍋、自動煎じ器などを使用。
鉄製や銅製の容器は使用しない。

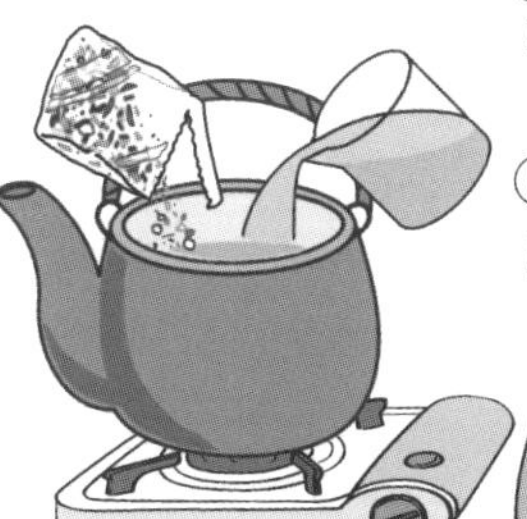

②　煎じ容器の中に水６００mL を入れます

お水は水道水又は軟水のミネラルウォーターを使用する。イオン水、硬水の使用は避ける。

③　お水のうちから、約４０～５０分かけて約３００ｍＬになるまで煎じる。とろ火で、一定の火加減で煎じます

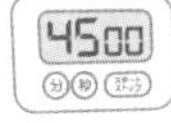

ふきこぼれないように、フタを外す、又はずらして煎じる。

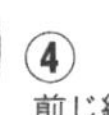

④　煎じ終わったら、熱いうちに茶こしやガーゼなどで滓を濾す
濾した液が１日分の煎じ薬（湯剤）になります
服用回数に等分し、電子レンジ、若しくはお湯を加え、温めて服用します

１日分ずつ煎じて、冷蔵庫に保管し１～２日以内に服用する。

図６　煎（セン）じ薬の作り方

表4　湯剤とエキス剤の利点と欠点

	湯剤（煎じ薬）	エキス剤
利点	・個々の症状や体質に合った生薬の加減が可能。 ・煎じ薬の香りや味で、更に治療効果を高める。 ・生薬個々の品質管理ができる。 ・配合生薬の確認が容易である。	・携帯や長期保存が可能で便利。 ・苦みや辛みのある漢方薬でも煎じ薬に比べ飲みやすい。 ・オブラートなどを利用し服用することが可能。 ・調剤が容易で、早く薬を受け取れる。
欠点	・煎じ上がった液は、長期保存が不可能である。 ・悪条件での保存で、虫やカビが発生しやすい。 ・生薬が嵩張る。 ・特有の味や香りで服用が困難なことがある。 ・調剤時間が長く、薬の受け取りに時間がかかる。 ・煎じるのに時間がかかる。	・体質や症状に合わせ、生薬の加減ができない。 ・漢方薬を複数併用する際、重複する生薬が生じ、副作用の原因にもつながる。 ・湿気を吸いやすく、開封後の保存が困難。 ・同じ名前の漢方薬であっても、製薬会社によって構成生薬や分量が異なる。

2. 漢方薬名の由来

漢方薬名の由来を知ることで、漢方薬をより深く理解できます。例えば、葛根湯（カッコントウ）・芍薬甘草湯（シャクヤクカンゾウトウ）・桂枝茯苓丸（ケイシブクリョウガン）などは構成生薬の主薬やすべてを並べて表記、五苓散（ゴレイサン）、十全大補湯（ジュウゼンタイホトウ）は構成生薬の数が由来となっています。但し、「十全」とは“全く､完全”などの他の意味もあります。また､主な薬能が漢方薬名となっているものもあります。

安中散（アンチュウサン）：お腹（中）を安らかにする。胃痛、胸焼け、食欲不振に用いる。
抑肝散（ヨクカンサン）：肝（疳の虫、癇癪）を抑さえる。神経の高ぶり、不眠症、イライラに用いる。
補中益気湯（ホチュウエッキトウ）：お腹（中）を補って、元気を益す。食欲不振、倦怠感、体力増強に用いる。
温経湯（ウンケイトウ）：経（月経）を温める。月経困難症、更年期障害、冷えに用いる。

3. 漢方薬の服用方法

漢方薬は1日2回または3回の服用が推奨され、それを多くの漢方製剤が採用しています。通常、食間また食前服用が多く、空腹時の服用による易吸収が主目的とされます。ただし、胃腸の弱い、胃もたれなどの方には食後服用をすすめる場合もあります。

多くの漢方薬は身体を温める作用があるため、温服が推奨されます。エキス製剤は湯に溶かす、または白湯で服用してもよいでしょう。一方で、身体を冷やす漢方薬もあります。

漢方薬や生薬のもつ独特な味・香りが、時に、治療効果を上げることもある一方で、服用を困難にさせることもあります。五味の作用は**表3**を参照してください。

4. 安全性

原則、漢方薬にも副作用はあります。とくに注意が必要な生薬について**表5**にまとめます。そのほかに漢方薬による副作用として、間質性肺炎（呼吸困難、咳嗽（ガイソウ）、発熱）、薬剤性肝障害・肝機能障害（黄疸、AST・ALTの上昇）、泌尿器症状（頻尿、排尿痛、血尿、残尿感）などが挙げられます。

また、治療の過程で「瞑眩（メンゲン）」といわれる好転反応が生じることもあります。この反応は症状改善の兆しともいわれますが、このような場合は自己判断で服用を継続せず、医療機関にご相談ください。副作用が生じた場合、すぐに服用を中止することで症状の改善が見込めます。

日本で販売・処方される漢方薬は、日本で承認・認可された生薬や製造方法により作られています。しかし、過去には海外で入手した漢方薬の使用で健康被害を起こした事例もありますので、注意が必要です。

表5　生薬による副作用

生薬名	症　状	具体的な副作用
甘草（カンゾウ）	偽アルドステロン症	低カリウム血症、血圧上昇、ナトリウム・体液の貯留、むくみ、体重増加など
	ミオパシー	低カリウム血症の結果としてミオパシーが現れることがある。脱力感、四肢痙攣、麻痺などの異常が認められた場合には投与を中止
山梔子（サンシシ）	消化器系	食欲不振、胃部不快感、下痢など
地黄（ジオウ）	消化器系	食欲不振、胃部不快感、悪心、嘔吐、下痢など
大黄（ダイオウ）	消化器系	食欲不振、腹痛、下痢など
人参（ニンジン）	過敏症	発疹、蕁麻疹など
附子（ブシ）	その他	心悸亢進、のぼせ、舌のしびれ、悪心など
麻黄（マオウ）	自律神経系	不眠、発汗過多、頻脈、動悸、全身倦怠感、精神興奮など
	消化器系	食欲不振、胃部不快感、悪心、嘔吐など
	泌尿器系	尿閉

5. 漢方薬の入手方法と漢方製剤の種類

保険診療では①医療用漢方製剤、ドラッグストアなどでは②一般用漢方製剤の取り扱いがあります。漢方相談薬局では③薬局製剤として漢方薬（主に煎じ薬）を扱います。②③は保険がききません。（**図7**）

①**医療用漢方製剤**は、薬価収載された漢方製剤のことであり、保険診療下で処方される医薬品です。現在、148品目の医療用漢方製剤が薬価収載され、そのほとんどはエキス剤です。

②**一般用漢方製剤**は、2012年8月改訂時点で294処方が一般用医薬品（市販薬、OTC薬）※として認められています。これを基準に作られた製品（商品）には、その名前から漢方薬と認識しづらいものもあります。同じ漢方薬であっても用途の異なる製品もあります。（**表6**）

※処方せん無しで購入できる医薬品。人体に対する作用が弱く、副作用などによるリスクの強弱で3つに分類されます。漢方製剤は第2類に属します。

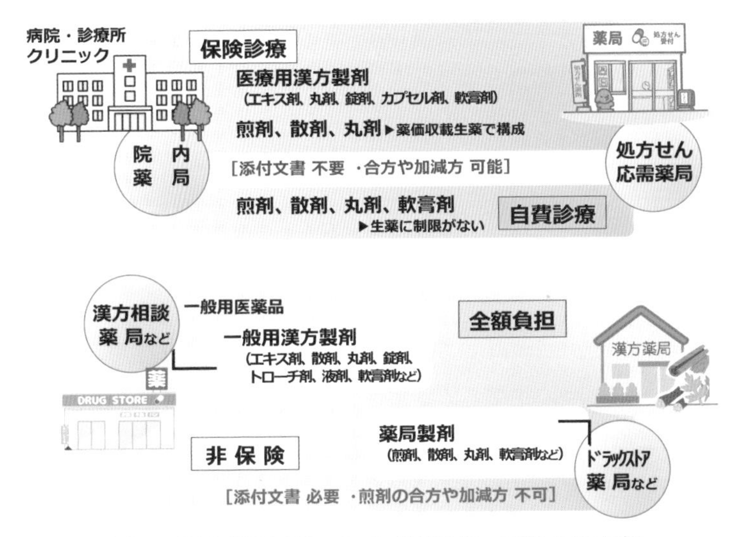

図7　医療機関の違いによる取り扱い可能な漢方薬

表6　商品名では分かりづらい漢方製剤（一般用医薬品）

漢方薬	主な商品名
安中散（アンチュウサン）	ストレージタイプⅠ（アリナミン製薬㈱）
葛根湯（カッコントウ）	カコナール2（第一三共ヘルスケア㈱）
五苓散（ゴレイサン）	テイラック（低気圧による複数の不調［頭痛・むくみなど］；小林製薬㈱） アルピタン（アルコールなどによる頭痛；小林製薬㈱）
五淋散（ゴリンサン）	ボーコレン（小林製薬㈱）
辛夷清肺湯（シンイセイハイトウ）	チクナイン（小林製薬㈱）、ハイビナール（大杉製薬㈱）
清心蓮子飲（セイシンレンシイン）	ユリナール（小林製薬㈱）
清肺湯（セイハイトウ）	ダスモック（小林製薬㈱）
大黄甘草湯（ダイオウカンゾウトウ）	タケダ漢方便秘薬（アリナミン製薬㈱）
八味地黄丸（ハチミジオウガン）（八味丸（ハチミガン））	ハルンケア内服液（大鵬薬品工業㈱）
半夏瀉心湯（ハンゲシャシントウ）	ストレージタイプG（アリナミン製薬㈱）
防已黄耆湯（ボウイオウギトウ）	コッコアポL錠（クラシエ製薬㈱）
防風通聖散（ボウフウツウショウサン）	新コッコアポA錠（クラシエ製薬㈱）、ナイシトールGa（小林製薬㈱）
六君子湯（リックンシトウ）	ギャクリア（小林製薬㈱）
連珠飲（レンジュイン）	ルビーナ（アリナミン製薬㈱）

③**薬局製剤**（薬局製造販売医薬品の略称）とは、許可を受けた薬局開設者が薬局内で医薬品を製造・販売できる医薬品のことであり、216処方236品目の漢方処方が含まれます。そのため、薬局にて漢方薬（主に煎剤）を製造・販売することが可能です。

④**その他**

保険診療で煎剤を処方することもでき、薬価収載された89種類344品目の生薬を用いて処方されます。

昨今、国民医療費の増大による支出抑制のしわ寄せが、漢方保険診療を圧迫しています。その一つに生薬・医療用漢方製剤の薬価の引き下げです。一方で原料生薬の輸入原価は増額が続いているため、生薬を薬価で卸す製薬企業も少なくなり、薬価生薬を扱う薬局の店舗数も減少しています。他方では、薬価に囚われることなく、自由に生薬を用いて漢方薬を処方する自費診療を行う医療施設もあります。

【参考文献】

1）厚生労働省：第十八改正日本薬局方, https://www.mhlw.go.jp/content/11120000/000788359.pdf、https://www.mhlw.go.jp/content/11120000/000788459.pdf

2）坂田幸治他：漢方薬の薬学管理における留意点－（4）刻み生薬とエキス製剤の保管方法．薬局，**64**（11）：2835-2845，2013.

3）緒方千秋ら："初めの一歩は絵で学ぶ 漢方医学"，じほう（2018）.

4）山田陽城ら："薬学生のための漢方医薬学　改訂第3版"，南江堂（2017）.

5）大塚敬節，矢数道明編：森立之"近世漢方医学書集成53"，名著出版（1981）.

6）日本東洋医学会 傷寒金匱編刊小委員会編："善本翻刻 傷寒論・金匱要略"，日本東洋医学会（2009）.

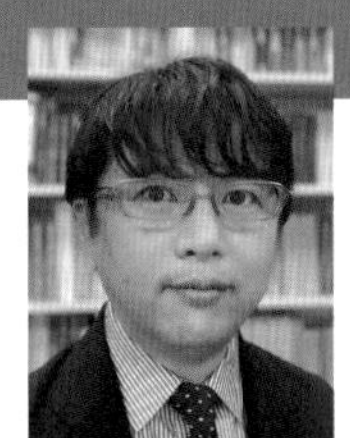

坂田 幸治（さかた こうじ）

Author 著者

東亜医学協会事務局長 薬剤師

1993年 北里研究所附属東洋医学総合研究所、2008年 北里大学東洋医学総合研究所薬剤部科長補佐。2019年 東亜医学協会事務局長（現職）。

【専門】生薬の品質評価、生薬の調剤および漢方薬の服薬指導、本草。

【現在の関心事】臨床における生薬の品質評価法、漢方薬の煎じ方及びその来歴、生薬を用いた漢方薬の調剤・煎出方法。

【学会での役職】東亜医学協会理事。

【著作】「初めの一歩は絵で学ぶ 漢方医学」じほう（2018）（共著）、「薬学生のための漢方医薬学 改訂第3版」南江堂（2017）（分担執筆）、「北里大学東洋医学総合研究所 漢方処方集 第7版」医聖社（2012）（編集）。

東亜医学協会 URL：https://aeam.jp/

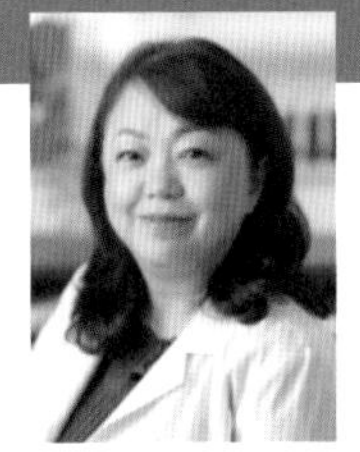

緒方 千秋（おがた ちあき）

Author 著者

北里大学東洋医学総合研究所医療連携・広報室室長 薬剤師

1988年 日本シグマックス株式会社（医療機器メーカー）、1989年 北里研究所附属東洋医学総合研究所、2008年 北里大学東洋医学総合研究所薬剤部科長。2019年 北里大学東洋医学総合研究所医療連携・広報室室長（現職）。

【専門】漢方医学における歴史、生薬を用いた調剤および服薬指導、漢方処方の成り立ちや来歴、薬膳素材（生薬）についての法的規制。

【現在の関心事】漢方薬の服薬指導、漢方茶や漢方入浴剤の開発、地域の方や子供への漢方の啓発活動、北里大学医学部・薬学部、明治薬科大学、日本薬科大学などで漢方関連の講義。

【学会】東亜医学協会評議員。

【著作】「初めの一歩は絵で学ぶ 漢方医学」じほう（2018）（共著）、「薬学生のための漢方医薬学 改訂第3版」南江堂（2017）（分担執筆）、「北里大学東洋医学総合研究所 漢方処方集 第7版」医聖社（2012）（編集）。

北里大学東洋医学総合研究所URL：https://www.kitasato-u.ac.jp/toui-ken/

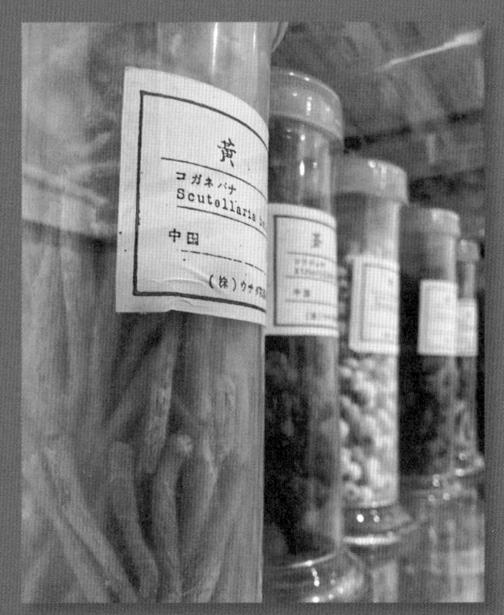

生薬サンプル　温知堂矢数医院

「各論」

「ココロとカラダの不調を改善する漢方医学の素晴らしさを伝えたい」第一線の専門医による、症例、診断、疾患別処方まで、漢方のポイントをやさしく解説。漢方診療の基本がわかり、思考がわかり、処方がわかる入門書です。

5 呼吸器疾患

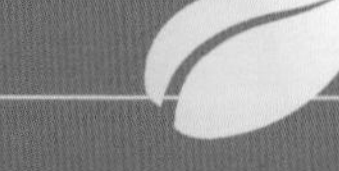

埼玉医科大学総合診療内科 鈴木 朋子

Key words 漢方薬 / かぜ症候群 / 咳嗽 / 喀痰 / フレイル

1. はじめに

今や90%を超す医師が日常的に漢方薬を処方しているといわれています。呼吸器領域も同様で、かぜや咳のコントロールなどに幅広く用いられています。実際のところ、呼吸器領域において漢方治療の適応となる疾患は多岐にわたっていますが、本稿ではとくに、かぜ症候群、咳や痰のコントロールに用いる漢方薬について紹介します。さらに、超高齢化社会における社会問題ともなっているフレイル（後述）にも着目し、フレイルが大きく影響する呼吸器疾患における漢方薬の役割についても述べていきます。

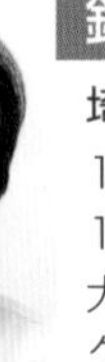

鈴木 朋子（すずき ともこ） Author 著者

埼玉医科大学総合診療内科 教授

1992年 山形大学医学部卒、1994年 山形県立中央病院初期研修修了、1995年 北里研究所東洋医学総合研究所臨床研修修了、2000年 東北大学大学院医学研究科内科系修了、2002年 トロント大学呼吸器内科 ポストドクトラルフェロー（カナダ）、2005年 東北大学老年・呼吸器内科学講座 助教、2006年 トロント大学呼吸器内科 ポストドクトラルフェロー（カナダ）、2007年 National Jewish Medical & Research Centerシニア研究員（米国）、2008年 気仙沼市立病院呼吸器科医長、2010年 埼玉医科大学呼吸器内科学講座講師、2013年 福島県立医科大学会津医療センター漢方内科学講座准教授、2018年 同感染症・呼吸器内科学講座准教授、2020年 埼玉医科大学総合診療内科教授。【資格】日本内科学会総合内科専門医、日本呼吸器学会専門医・指導医、日本東洋医学会専門医・指導医。

2．呼吸器疾患における漢方治療の適応

(1) かぜ症候群

かぜ症候群を呼吸器疾患と称することには多少違和感があるかもしれませんが、上気道炎症状を主訴とする「かぜ」は、気管支喘息や慢性閉塞性肺疾患(COPD) などさまざまな呼吸器疾患において症状を悪化させる要因の一つとなり得ることから、呼吸器領域においては治療対象とすべき重要な疾患といえます。現在では、ウイルス感染症であるかぜ症候群に対し抗菌薬を処方されることはほとんどなくなりましたが、現代医学的治療における主たる治療は未だに解熱鎮痛剤や鎮咳剤等がメインの対症療法のみであります。発熱を、ウイルスを不活化するための生体の防御反応の一つとして捉えれば、解熱鎮痛剤が患者さんの症状軽減にはメリットはあるものの、かぜ症候群に対する根本的治療といえるかは疑問が残るところではあります。

古代中国の重要な古典として有名な『傷寒論』は、現代でいう急性熱性疾患に対するガイドラインともいえるものです。古代中国では傷寒によって多くの死者が出たといわれており、この経験が傷寒論の基となったと考えられています。ここでいう傷寒は、(コロナ禍以前は) インフルエンのようなウイルス感染症がその代表と考えられていました。『傷寒論』では病期を、陽証(ヨウショウ)病期である太陽病(タイヨウビョウ)、少陽病(ショウヨウビョウ)、陽明病(ヨウメイビョウ)、陰証病期である太陰病(タイインビョウ)、少陰病(ショウインビョウ)、厥陰病(ケツインビョウ)という六病位（三陰三陽）に分けて論じています（図１)。ここでいう陽証病期とは体力が病毒より優勢で熱が主体となっており、陰証病期とは体力が劣勢となり必要な熱産生が十分に行われにくい状態を指しています。以下、かぜ症候群にこの六病位の概念をあてはめて説明してみましょう。

太陽病期とは、頭痛、発熱、咽頭痛などで始まるかぜの初期で、多くの場合悪寒を伴い、脈候は浮脈を呈しています。通常のかぜの引きはじめを想像していただければよいでしょう。ここで重要なのは、脈の強さ、自汗の有無（自ら汗をかいたかどうか）です。脈の強弱は患者さんの体力的虚実を示すといわれ

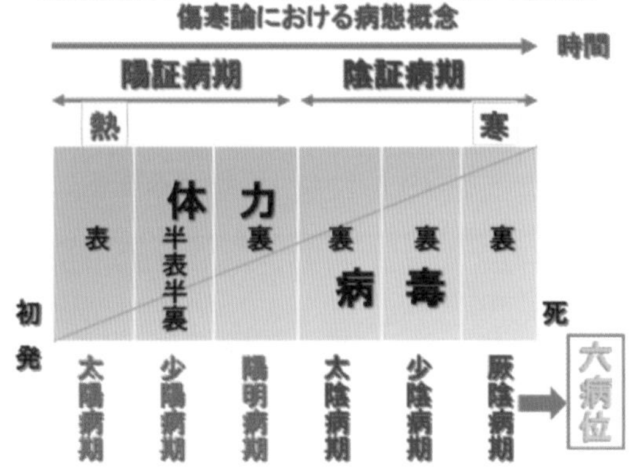

図１　藤平健 漢方概論より 一部改変

ており、これによって太陽病期の処方が分類されるのです。「かぜには葛根湯（カッコントウ）」といって多くの方がかぜの初期に葛根湯を内服することはあながち間違ってはいません。ただ、あくまでも葛根湯は、自汗がなく項背強ばる（首や肩が凝っている）場合で、もし自汗がある場合には桂枝二越婢一湯（ケイシニエッピイットウ）や桂麻各半湯（ケイマカクハントウ）、水様性鼻汁が止まらないような場合には小青竜湯（ショウセイリュウトウ）などが適応となります。咽頭痛がなく自汗がひかず脈が浮いていて弱いような場合には、桂枝湯（ケイシトウ）を用います。このように症状に合わせて処方を使い分けることによって、より的確な治療を行うことができるわけです。「漢方薬はゆっくりしか効かない」と思われている方も多いと思いますが、ことかぜに関しては、的確に用いれば非常に即効性があり、1-2服で改善することも少なくありません。

少陽病期は発病後数日経過し、上気道から下気道へ炎症が波及してきた病態といえます。いわば、咽頭炎から気管支炎へ移行したような状態をイメージしていただけるとよいでしょう。往来寒熱（オウライカンネツ）といって午後になると熱が上がるような病態もみられます。食欲が減退し、嘔気や嘔吐や倦怠感も伴うことがあります。この病期では、小柴胡湯（ショウサイコトウ）など柴胡を含む方剤（柴胡剤（サイコザイ））が用いられます。

陽明病期では、病の主座が腹部症状に移ります。腹部膨満や便秘が主訴となるため下剤作用のある大黄（ダイオウ）を含む処方がメインとなります。

陰証期の風邪の症状は寒が主体であるため、悪寒ではなく「冷え」が主体となります。高齢者、体力的に虚証の人や、元来実証の人でも過労などで体力が弱った状態では、陰病としてかぜを発症することもあります。陰証期の感冒に対し有名な処方に麻黄附子細辛湯（マオウブシサイシントウ）があります。「のどチク」のかぜ、かぜの引きはじめから体が冷えてのどが痛い場合には、第一選択で用いられる処方です。

このように、『傷寒論』の概念は現代にも通じるバイブル的存在といえるでしょう。

(2) 喀痰（カクタン）や咳嗽（ガイソウ）のコントロール

呼吸器疾患において漢方薬に期待される効能として最も多いものは、咳や喀痰のコントロールではないでしょうか。西洋薬の鎮咳薬（チンガイヤク）は気管支拡張薬や中枢性麻薬性・非麻薬性鎮咳薬がありますが、動悸がする、眠くなる、便秘を起こすなど副作用も多く、また疾患によってはむやみに咳を止めることが推奨されない場合もあることから、臨床の現場では漢方薬に対する期待が大きいともいえるのです。去痰薬についても同様で、実際のところ気道粘液修復薬（カルボシステイン）、気道潤滑薬（アンブロキソール）等、あまりオプションがないのが現状で、やはり漢方薬による代替が期待されます。

実臨床で問題となるのは、慢性咳嗽（8週間以上続く咳嗽）です。慢性咳嗽の原因は、呼吸器疾患にとどまらず、耳鼻科、消化器、精神科領域と科横断的なマネージメントが必要な場合があります。単に「咳や痰を抑えればよい」ということではなく、その原因となる診断をつけることも重要なのです。

鎮咳剤として頻用されている漢方薬の代表は麦門冬湯（バクモンドウトウ）です。咳嗽に関するガイドラインにも登場する処方で、咳中枢へと繋がる求心性神経興奮を抑制させる作用や一酸化窒素（NO）産生を抑制しアクアポリン5の活性を亢進させ喀痰の湿潤を促すことで鎮咳・去痰作用を発揮するといわれており、急性から慢性咳嗽まで幅広く使用されています。気管支炎や気管支喘息、またCOPDの患者さんの咳に対し効果があることが知られています。

清肺湯（セイハイトウ）は、麦門冬湯よりも痰が多くなかなか切れにくい際に使われます。清肺湯は気管支をきれいに保つ働きをもつ気道線毛を活性化することが知られており、スムーズに痰を喀出できることで咳を抑えることができるという考えです。

麻杏甘石湯（マキョウカンセキトウ）は、激しい発作性の咳に効果があるといわれています。エフェドリンを主成分とする麻黄（マオウ）という生薬には抗炎症、気管支拡張作用があり、また石膏（セッコウ）、甘草（カンゾウ）といった生薬による抗炎症作用も期待される薬です。麻杏甘石湯に消炎・鎮咳作用のある桑白皮（ソウハクヒ）を加えた処方が五虎湯（ゴコトウ）で、より強い鎮咳作用が期待できる薬です。気管性喘息による発作性咳嗽などに適応がありますが、われわれは新型コロナウイルスに感染した患者さんの鎮咳剤にも応用しています。

症例　1

【症例】25歳、男性

【主訴】発作性咳嗽

【診断】新型コロナウイルス感染症　中等症Ⅰ

【現病歴】2020年5月、職場でCOVID-19クラスターが発生し濃厚接触者として経過観察されていました。経過観察開始から4日後に37度台の発熱、翌々日には39度まで上昇しSARS-Cov-2 PCR陽性が確認され入院となりました。

【診察所見】体温36.7℃　呼吸数18回/分　SpO_2=97%　肺野に異常音は聴取せず 常時激しい咳き込みがみられる。やや小太り、脈候は浮沈中間でやや実、腹候は腹力中等度で心下痞鞕（シンカヒコウ）（心窩部が固く痞（ツカ）える）。

【経過】胸部CT画像にて肺炎像は認めましたが低酸素血症はなく中等症Ⅰの状態でしたが、激しい乾性咳嗽と体熱感で本人はかなり消耗した状態でした。麻杏甘石湯エキスを開始し体熱感は改善傾向にありましたが咳嗽はなかなか改善せず、五虎湯エキスに切り替えたところ発作性咳嗽は速やかに改善し、肺炎も悪化することなく無事退院に至りました。COVID-19 の中等症以上の患者さんではとくに激しい咳嗽に悩まされるケースが多いようです。咳による患者さんの疲労はもちろんのこと、医療者側もエアロゾル感染の可能性などから、速やかな鎮咳コントロールが望まれます。麻杏甘石湯・五虎湯は、石膏剤でもあり消炎作用も期待できることから本疾患のようなウイルス感染による咳嗽には検討に値する処方ではないかと考えております。

「物が痞える」、「喉に何か詰まっているような気がする」などの自覚症状でつい咳払いをしてしまうことは日常的によくみられる症状ですが、これが習慣となり、耳鼻科で内視鏡や画像検索を施行しても異常が認められない病態は「咽喉頭異常感症」と呼ばれており、ストレスが原因の一つともいわれています。こういった症状は、漢方医学の古典でいうところの「咽中炙臠（炙った肉がのどに貼りつくような感覚）」「梅核気（梅の種がのどに詰まったような感覚）」がこれに相当すると考えられており、半夏厚朴湯や、さらに咳の症状や「胸が詰まるような」症状が強い場合に小柴胡湯を加えた柴朴湯はよい適応となります。古代中国医学書に書かれた症状が現代にまで通じることは非常に興味深く漢方の奥深さを感じさせます。このような「のどが詰まる、胸が詰まる」といった症状は、漢方用語で「気滞・気鬱」と呼ばれる状態で厚朴や蘇葉といった気を巡らす生薬が使用されます。

神秘湯は麻杏甘石湯をベースとして厚朴や蘇葉、柴胡を配合した漢方薬で、麻杏甘石湯同様に気管支喘息に用いられていますが、不安感などの不定愁訴を伴う場合に奏功します。不安や緊張からくる咳払いや発作的な咳嗽にも効果があります。

症例　2

【症例】41 歳、女性

【主訴】咳がとまらない

【現病歴】1年前に他院で気管支喘息の診断を受けましたが吸入などの治療を自己中止していました。1年後再び喘息様発作を起こし受診されました。気管支拡張剤などを使用すると動悸がひどくなり過呼吸発作を起こすなど治療の難しい方でした。精査の結果アトピー咳嗽の診断となりましたが、抗アレルギー剤でも咳発作を完全に抑えることができず、不安感も強く、仕事中咳が出たらどうしようかと常に悩んでいました。

【診察所見】痩せ型、腹力弱い、心下痞鞕（シンカヒコウ）

【経過】漢方薬の希望があり、ステロイドの使用を開始する前に、神秘湯を処方したところ、咳の発作も起こさなくなり症状は顕著に改善しました。

慢性咳嗽の中には、後鼻漏を原因とするものもあります。アレルギー性鼻炎や慢性副鼻腔炎による後鼻漏が長引く咳嗽や喀痰の原因となっている場合です。小青竜湯（ショウセイリュウトウ）は水様性鼻汁、くしゃみ、咳などが主症状で、従来からアレルギー性鼻炎では第一選択とされてきた処方です。葛根湯加川芎辛夷（カッコントウカセンキュウシンイ）や辛夷清肺湯（シンイセイハイトウ）は、血流改善作用のある川芎（センキュウ）と鼻閉改善効果の期待できる辛夷（シンイ）を加えた薬で鼻閉や後鼻漏に効果があるといわれています。後者の辛夷清肺湯は、前者の2処方と異なり麻黄を含有していないため麻黄による胃腸障害や動悸などの副作用が心配されるケースにも使用可能な薬です。

胃 - 食道逆流の結果として消化液による刺激が慢性咳嗽につながることもあります。西洋薬で効果の不十分な場合には、漢方薬も併用されます。茯苓飲（ブクリョウイン）という漢方薬は、胸やけ、嘔気や嘔吐を自覚し、食べ物が食道や胃に停滞するような感覚をもつ人によく用いられます。この場合、漢方の腹診上胃のあたりを指頭で軽くたたいたりゆすったりすると「ちゃぽちゃぽ」と音がする所見（振水音と呼ばれる所見）を認めることが多いです。患者さん自身が「動くと胃がちゃぽちゃぽ鳴る」というような症状を訴えるケースもあります。とくに不安症状やうつ傾向の強い方には、上述の前述のような気を巡らす作用のある半夏厚朴湯を合わせた茯苓飲合半夏厚朴湯（ブクリョウインゴウハンゲコウボクトウ）という処方が奏功します。

これまで述べたように、現代における漢方治療は、古代中国から伝来し日本で独自に発展を遂げた漢方医学のノウハウを現代の疾患に応用するものです。前述の『傷寒論』や、病類別に種々の病を取り上げその病理と治療方法を収載した『金匱要略（キンキヨウリャク）』には、未だに応用できるさまざまなヒントがちりばめられています。ここで一つ、「痰が切れない」を主訴として漢方治療を求め来院した患者さんの例をご紹介したいと思います。

症例　3

【症例】84 歳、男性

【主訴】ぬるぬるした痰が多くなかなか切れない

【現病歴】5 年前より上記の症状が出現し、内科で精査をしても原因はわからず、また清肺湯（セイハイトウ）でもよくならないとのことで当科へ紹介されました。元々肺結核の既往がありましたが結核の再燃や肺癌の出現なども認めません。1 日の喀痰量は正確には測定できませんが、ご本人いわくティッシュボックスは 1 日で 1 個使ってしまうくらい大量とのことでした。気管支鏡検査では、透明な白色粘稠な分泌液が多くみられていました。

【診察所見】かなりの痩せ型で冷え症、食欲がなく食べられない、夜間頻尿、腹力弱い、腹診で心下痞鞕（シンカヒコウ）、舌に苔がなく鏡のようにぴかぴかした鏡面舌（キョウメンゼツ）、唾液が多い。

【経過】吸入療法など現代医学的な治療は効果がなかったため、人参湯（ニンジントウ）を処方したところ、これが非常によく効き症状は改善しました。

人参湯は胃腸虚弱や下痢の患者さんに使用することがよく知られています。喜唾（キダ）と呼ばれる唾液が多い症状や鏡面舌、心下痞鞕などこの患者さんに当てはまる所見も重要とされます。人参湯は甘草、乾姜（カンキョウ）、白朮（ビャクジュツ）、人参の四味の生薬で構成されていますが、この骨格である甘草乾姜湯（カンゾウカンキョウトウ）という処方がベースとなっています。甘草乾姜湯は『金匱要略』に掲載されている処方で、条文には「肺痿、涎沫を吐して欬せざる者は、其の人渇せず、必ず遺尿し、小便数なり。然る所以の者は、上虚して下を制する能わざるを以っての故なり。これを肺中冷と為す。必ず眩し、涎唾多し。甘草乾姜湯を以ってこれを温む。」とあります。甘草乾姜湯はもともとこの条文にあるような「胸痺」に対し適応があり、今でいう気管支喘息の発作などに用いられていたようです。人参湯は甘草乾姜湯の加減方と捉えることもでき、これが奏功した理由ではないかと考えられます。この患者さんの病態は、おそらく「ブロンコレア」と呼ばれる疾患に近いものではないかと推察されます。ブロンコレア（気管支瘻）という疾患は、1日に100mL以上の痰などの分泌物を喀出する病気です。すべてのブロンコレアに対し人参湯が効くというわけではありませんが、症状の他に患者さんの状態をくまなく把握することによって、また先人たちの知恵を応用することでさまざまな治療展開が期待されることは漢方治療の醍醐味ともいえます。

(3) フレイルに対する補剤としての役割

近年、「フレイル」という言葉が盛んに聞かれるようになりました。フレイルとは、英語のFrailty（虚弱）を語源とした言葉で、「加齢により心身が老い衰えた状態」という意味になります。フレイルが基で起こる疾患、あるいは疾患の増悪にフレイルが関わってくる疾患などがあり、呼吸器領域では、COPDや肺非結核性抗酸菌症（NTM）などがそれに当たると考えられています。

COPDに対する漢方治療では、前述の麦門冬湯が無治療群に比べ咳の強度を有意に改善させたことが、非盲検無作為化クロスオーバー試験で確認されています[1)]。COPDの治療では、呼吸器症状のみならず全身状態の管理が必須であるため、COPDに随伴する全身状態の悪化（食欲不振、易感染性など）を改善するような治療が重要な位置を占めることになります。漢方医学ではこういった役割をもつ方剤を、「補剤」と呼んでいます。補剤とは、不足するもの、消耗するものを「補う」という漢方医学独特の概念であります。補中益気湯はその代表格で、直接の鎮咳作用はありませんが、COPD 患者さんにおける炎症や栄養状態を改善させることが報告されています[2)]。その他の補剤として人参養栄湯（ニンジンヨウエイトウ）が挙げられます。人参養栄湯は近年フレイルの治療薬として注目されている処方の一つで、12 世紀の書物である『和剤局方』には、「脾肺倶（ヒハイク）に虚し、発熱、悪寒、四肢倦怠、肌肉消痩（キニクショウソウ）、面黄、短気、食少なく、瀉を作し、驚悸、自汗、若しくは気血虚して諸症を現わすを治す」とあり、慢性疾患で疲労倦怠、著しい消耗状態にある場合に用いていたことがわかります。以前は、結核による衰弱に対し応用されていたようです。COPD に対する人参養栄湯の効果は、ランダム化比較試験において、フレイル状態にある COPD 患者さんの、増悪の重症度や quality of life（QOL) を有意に改善したと報告されています[3)]。

慢性感染症の一つである NTM も COPD 同様、咳や喀痰のコントロール、抗菌作用もさることながら、全身状態が病勢を左右する疾患の一つでもあります。肺結核と違い容易に殺菌できないことから、多剤併用の抗菌薬治療が長期にわたり、全身状態の改善を含めた治療が必須となります。フレイルの負のスパイラル（図 2）の結果とも考えられる、貧血や低栄養状態、痩せなどは

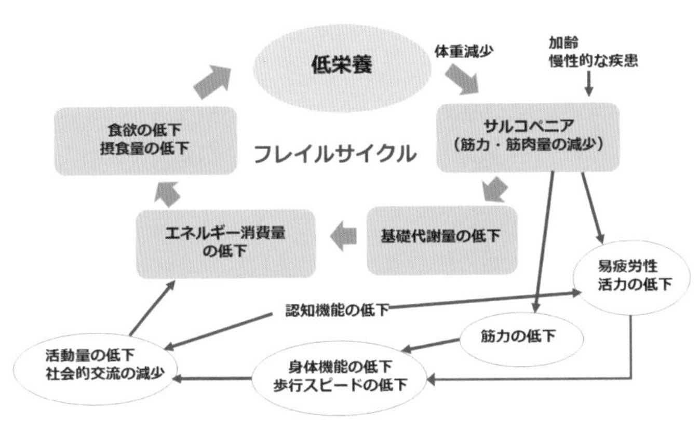

図 2　長寿科学振興財団　健康長寿ネットより引用

NTMの増悪因子として知られており、やはりここでも補剤の投入が望まれるところです。NTMに対する漢方治療の意義は、抗酸菌に対する抗菌作用ではなく、宿主の全身状態を改善させることにあると考えられます。結果として、患者の免疫状態を改善させ病状の緩和が期待できるのです。

3. おわりに

漢方治療のコンセプトとして「病ではなく人を診る」というものがあります。これは、呼吸器領域に限らず医学全体に必要なことだと思います。現代医療の中に漢方薬を取り入れた治療は、単に現代医学における処方の一つということに留まらず、患者さんを包括的に治療していく上での必須のアイテムといっても過言ではないでしょう。こうした考え方は、超高齢化社会、未知のウイルスとの戦いの中でこそ、生きてくるものなのかも知れません。

【参考文献】

1）Mukaida K, et al.：Phytomedicine, **18**: 625-629,2011.
2）Tatsumi K, et al.：J Am Geriatr Soc, **57**: 169-170, 2009.
3）Hirai K, et al.：J Altern Complement Med, **26**（8）: 750-757, 2020.

6 消化器疾患

東京医科大学総合診療医学分野 **及川 哲郎**

Key words 腹診 / 機能性ディスペプシア / 便秘 / 下痢

1. 消化器疾患の漢方的見方と漢方治療の適応

1）消化器は気を産生する臓器

消化器の機能が失調すると徐々に気つまりエネルギー産生が減るため、どんな病気でも消化器をよい状態にすることは重要です。気が減った病態を漢方医学的に気虚（キキョ）と呼び、食欲不振、全身倦怠感、下痢、冷えなどの症状が現れます。それに対して、乾姜（カンキョウ）、朝鮮人参など内臓を温め、元気をつける生薬を含んだ処方をよく用います。

及川 哲郎（おいかわ てつろう） Author 著者

東京医科大学総合診療医学分野 教授

1986年 浜松医科大学卒、1990年 国立がんセンター研究所細胞増殖因子研究部リサーチレジデント、1995年 藤枝市立総合病院消化器科医長、2002年 東京専売病院（現国際医療福祉大学三田病院）内科部長、2003年 北里研究所東洋医学総合研究所漢方診療部医長、2008年 北里大学東洋医学総合研究所臨床研究部部長、2011年 北里大学東洋医学総合研究所副所長、2019年 東京医科大学総合診療医学分野准教授、2019年 東京医科大学病院漢方医学センター長（～現在）、2021年 東京医科大学総合診療医学分野教授。【資格】日本内科学会認定総合内科専門医、日本専門医機構総合診療専門研修特任指導医ほか。【役職】日本消化器病学会本部評議員および関東支部評議員、日本東洋医学会理事･代議員、和漢医薬学会理事･代議員、東亜医学協会理事、日本漢方医学教育振興財団理事【学会等】日本内科学会、日本消化器病学会、日本消化器内視鏡学会、日本神経消化器病学会、日本東洋医学会、和漢医薬学会、日本プライマリケア連合学会、東亜医学協会。

2）消化器の失調は水の異常と捉えられることも

消化器の水の異常（水滞（スイタイ））を痰飲（タイイン）と呼び、舌の歯痕、胃のもたれ、嘔気、嘔吐、下痢、軟便などが起こります。そこで白朮（ビャクジュツ）、蒼朮（ソウジュツ）、茯苓（ブクリョウ）、茵陳蒿（インチンコウ）など消化吸収力を高める薬を含む処方をよく用います。漢方の古典を読むと「水、腸間を走りて瀝々（レキレキ）として声あり、之を痰飲（タンイン）と謂（い）う」と記され、胃がチャポチャポしたり腸がゴロゴロ鳴って大きな音を立てる様子が描写されています。

3）腹診で得られる所見が重要

腹診は江戸時代に日本で発展した診断技術で、特に慢性疾患においてその有用性を発揮します。それは身体の微細な異常の積み重ねが慢性疾患を形成し、それらの蓄積がお腹の診察所見（腹証）として現れると考えられてきたからです。実際に腹証は生薬や処方の決定に非常に役立つため、現代の私たちに受け継がれているのです。江戸時代に活躍した吉益東洞（ヨシマストウドウ）（1702 ～ 1773）（図 1）は「腹ハ生アルノ本ナリ、故ニ百病ハ此ニ根ザス、是ヲ以テ病ヲ診スルニハ必ズ腹ヲ候フ」（お腹は生命エネルギーの源だから、様々な病気の原因はお腹にある。だから病気の診断には必ず腹診をしなさい）と述べ腹診の重要性を説きました。以降、日本漢方では腹診重視の流れができたと考えられています（図 2）。胃もたれや胃痛（機能性ディスペプシア）、便秘や下痢、過敏性腸症候群、腸

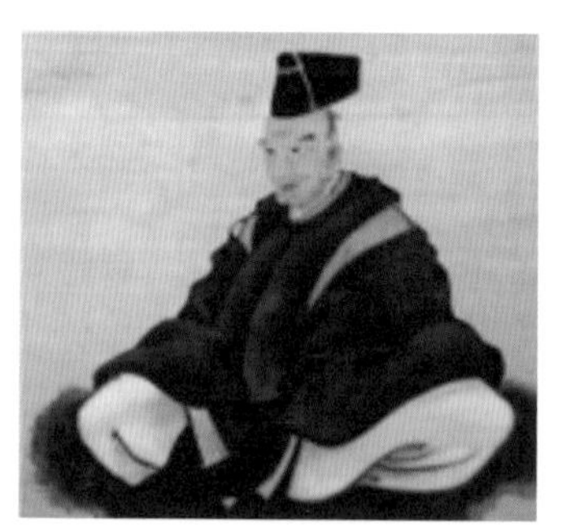

図 1　吉益東洞
（日本大学医学部図書館所蔵）

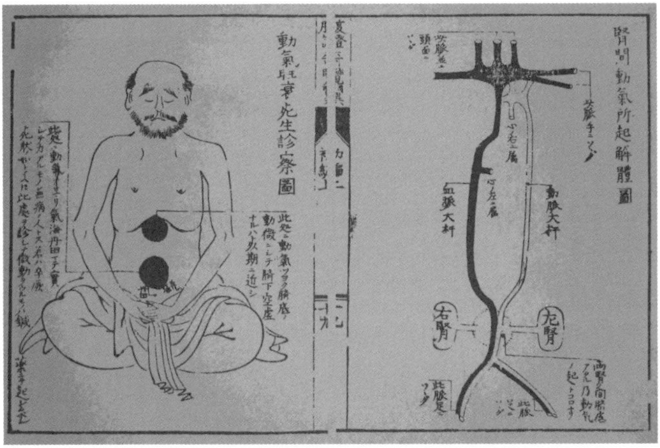

図 2　腹診の解説書（腹証奇覧翼）

閉塞など、一般に機能性疾患と呼ばれる疾患を中心に漢方治療がよいとされています。緊急処置や手術の必要がある場合はもちろん現代医学的治療が優先ですが、適切な現代医学的処置を終えた後は早期離床や体力回復、免疫力向上などに漢方治療の併用が有用と考えられます。

2. 胃もたれや胃痛の漢方治療

胃もたれや胃痛は日常的にありふれた症状ですが、患者さんの生活の質を落とすので効果的な治療が求められます。必要に応じ胃内視鏡でがんや潰瘍などのチェックをする必要がありますが、検査で異常がなければ多くの場合機能性ディスペプシア（FD：機能性胃腸障害）と診断され、漢方治療が有効な場合が少なくありません。それはFDの病態が複雑で、複数の生薬成分を含み多くの作用点をもつ漢方薬が有用と考えられるからです。

実際、昨年日本消化器病学会が発表したFDの新しい治療ガイドラインには、消化器疾患の漢方治療に頻用される六君子湯（リックンシトウ）が初期治療薬のひとつとして掲載されています。胃の運動や排出機能などを改善することが確かめられており、臨床試験データも豊富で現代医薬と同等の扱いになったことは画期的です。六君子湯は胃もたれや食欲不振に効果があり、漢方医学的には気虚と水滞を治します。腹診所見として、胃のあたりを指頭で軽くゆすったり、軽く叩くと、チャポチャポと音がする胃内停水と呼ばれるものがあります。文字どおり胃内に水が停滞することをいい、先ほどの痰飲に相当します。

なお六君子湯以外にも、FDに対してよく用いられる漢方薬として黄連湯、黄連解毒湯、半夏瀉心湯（実証向けで消炎作用や制酸作用が期待できます）、安中散、人参湯（虚証向けで消化管を温めその機能を回復させる）などがあります。

【症例】70歳台、男性

【主訴】胃もたれ

【現病歴】以前から食べると胃がもたれる傾向でしたが3ヵ月前から症状が悪化したと受診しました。

【診察所見】痩せ型、腹力虚、胃内停水あり

【経過】六君子湯を処方したところ1ヵ月後にはほとんどもたれを感じなくなり、食欲が増して体調も全体に改善しました。

3. 漢方薬がなぜ効くのか　食欲や胃の運動機能改善を例に

胃の運動機能には、食べ物が入ると胃の筋肉が緩み大きく膨らんで、食べ物をたくさん受け入れる適応性弛緩という機能があります。この機能が障害されると、胃が膨らまなくなり、すぐお腹が一杯になってしまいます。私たちは適応性弛緩のおかげでおいしいものをたくさん食べることができるのです。現代医薬の消化管運動促進薬と呼ばれる薬物は胃の運動機能を高めるといわれていますが、さまざまな方法で適応性弛緩機能を改善させることが証明されているのは六君子湯だけなのです（図3）。

また六君子湯の食欲増進効果については、食欲増進を司るホルモンの一種グ

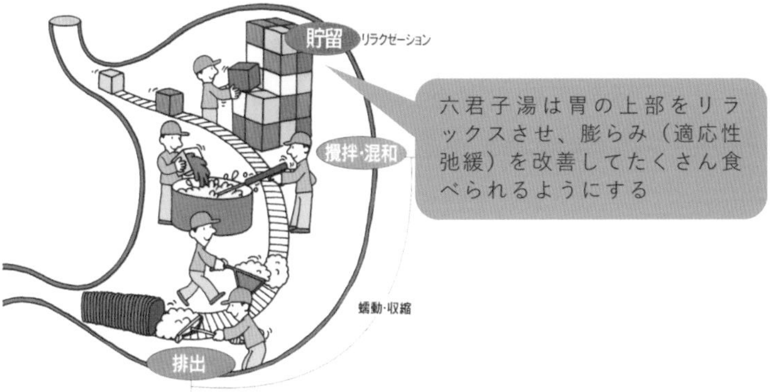

図３　六君子湯の適応性弛緩改善効果
（(株）ツムラ提供）

レリンを介する作用が報告されています。ラットを用いた実験では六君子湯投与後に餌を食べる量が増加し、それに伴って血中グレリン濃度が回復したと報告されています。このグレリンを増やす優れた作用も、現代医薬にはない六君子湯ならではのものです。近年の研究では、８種類から成る六君子湯の構成生薬ごとにグレリン分泌促進作用、グレリンシグナル増強作用、グレリン分解抑制作用といった異なったグレリン増強作用があることも見出されています。数百年以上前に経験的に作られた漢方薬が、現代医学学的な観点から振り返って見ても非常に合理的な生薬の組み合わせとなっていることに驚かされます。

4. 便秘の漢方治療

便秘に悩む方は少なくないと思いますが、検査しても異常がなく食事や運動、生活習慣などに気を付けても便秘が改善しない、あるいは生活改善が困難な場合、便秘薬が必要です。西洋医学には何系統かの薬があり新薬も出てきていますが、主流は刺激性下剤という大腸を刺激し排便を促すものです。漢方薬にも大黄という類似作用をもつ生薬があります。ただ効果が強すぎて下痢や腹痛を来す場合もみられます。こうした例は高齢者や体質の弱い人に多く、漢方薬のよい適応です。例えば麻子仁（麻子仁丸（マシニンガン）など）は植物の種で油分を多く含み、腸に潤いを与えスムーズな排便を促します。山椒（大建中湯（ダイケンチュウトウ）など）は腸の運動を活発にして排便を促進します。ストレスで腸が緊張気味の人には腸の痙攣を鎮める芍薬を含む処方を用います（桂枝加芍薬湯（ケイシカシャクヤクトウ）など）。自律神経バランスを整える処方も有効です。さらに高齢者は冷えが腸の運動低下の遠因になり、冷え症に用いる処方が便秘にも使えます。西洋医学のように一律ではなく、患者さん一人一人の病状に合った治療薬のあるところが漢方の真骨頂といえます。「快便」は昔から健康のバロメーターのひとつです。たかが便秘、されど便秘。漢方を役立てて、自分の状態に合った快便習慣を取り戻しましょう。

5. 下痢の漢方治療

一方、漢方医学では下痢を泄瀉（セッシャ）と痢疾（リシツ）に分けて考えています。泄瀉とは胃腸虚弱に伴う慢性の消化不良性下痢を指します。冷えや体力低下を伴う（漢方医学では陰証と呼んでいます）ことが多いです。そのため、消化管を温め消化吸収力を高める漢方薬を処方することになります。一方の痢疾は、感染性腸炎や炎症性腸疾患などに相当し、炎症と熱を伴う（漢方医学では陽証）ことが多いと考えられます。したがってこの場合は、消炎・抗菌作用を有する漢方薬を用いることになります。ただ、痢疾に対しては点滴や抗生物質、あるいは炎症性腸疾患であれば現代医学的標準治療が優先されますので、漢方を用いる機会は現代医学がやや不得手とする泄瀉のほうが圧倒的に多くなります。

下痢の漢方薬をいくつかご紹介します。まずお勧めは真武湯（シンブトウ）です。高齢者・虚証の泄瀉に用い、冷えや倦怠感が強いことが使用目標となります。下痢症はもちろん、経管栄養に伴って起きる下痢などにも有効です。桂枝加芍薬湯は過敏性腸症候群によく用いる処方で、腹痛を伴う下痢に頻用します。五苓散（ゴレイサン）もよく効きます。口渇と尿量減少などを目標に、ウイルス性胃腸炎などで嘔吐や下痢を呈するものに応用できます。慢性の下痢症に半夏瀉心湯（ハンゲシャシントウ）という処方もあります。痢疾と泄瀉の双方に対応し臨床試験や研究報告も多く、注目されている漢方薬です。若年者を中心にストレスなどで下痢する場合に用い過敏性腸症候群にも有効です。お腹がゴロゴロいうのがひとつの使用目標とされています。体質的に下痢をしやすく困っている場合、あるいは西洋医薬や整腸剤のみではなかなか下痢が改善しない場合などには、漢方治療を考えてみてはいかがでしょうか。

【症例】20歳台、女性

【主訴】下痢、お腹が空きすぎて困る

【現病歴】高校生の頃からストレスで悪化する下痢と強い空腹感に悩んでいました。午前と午後に必ず間食し、帰宅途中にも（食べないと家まで持たないので）食事をとるそうです。

【経過】桂枝加芍薬湯（ケイシカシャクヤクトウ）を処方したところ2週間で下痢が止まりました。さらに4週間服用したところ午前中の間食が必要なくなり、仕事に集中できるようになりました。午後も通常のおやつ程度ですむようになったそうです。

7 産婦人科疾患

北里大学東洋医学総合研究所　森 瑛子

Key words　血の道症 / 婦人科三大処方 / 当帰芍薬散 / 加味逍遙散 / 桂枝茯苓丸

現在、漢方治療を希望する患者さんの過半数は女性です。かつては上流階級の貴族の医療だった漢方が、現在のように多くの女性に広まるまでにはさまざまな変遷がありました。そんな歴史にも少し触れつつ、女性によくみられる症状と産婦人科領域で用いられている漢方治療について解説します。

1. 女性のライフサイクル

東洋医学では「女性は7の倍数で身体の変調が起こる」と考えます。これは、中国の古典『黄帝内経・素問』（紀元前206年～後220年頃）の記載に基づくものです（写真1と表1）。天癸（テンキ）とは成長と発育、生殖、老化などを主（ツカサド）っており、現代西洋医学の性腺ホルモンと似た概念と考えられます。

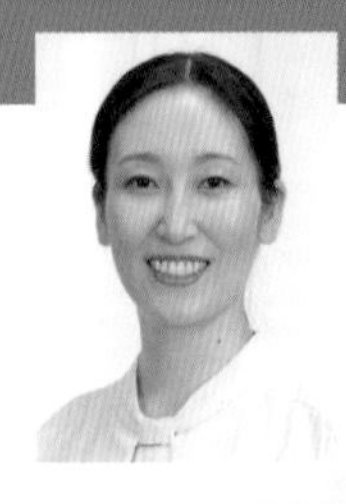

森 瑛子（もり えいこ）　Author 著者

北里大学東洋医学総合研究所 非常勤医師

2008年 日本大学医学部卒。2008年 東京臨海病院初期臨床研修、2010年 日本医科大学武蔵小杉病院女性診療科産科、2012年 東京臨海病院産婦人科、2013年 日本医科大学千葉北総病院女性診療科産科、2017年 北里大学東洋医学総合研究所。

【資格】日本産科婦人科学会認定産婦人科専門医、日本東洋医学会認定漢方専門医。

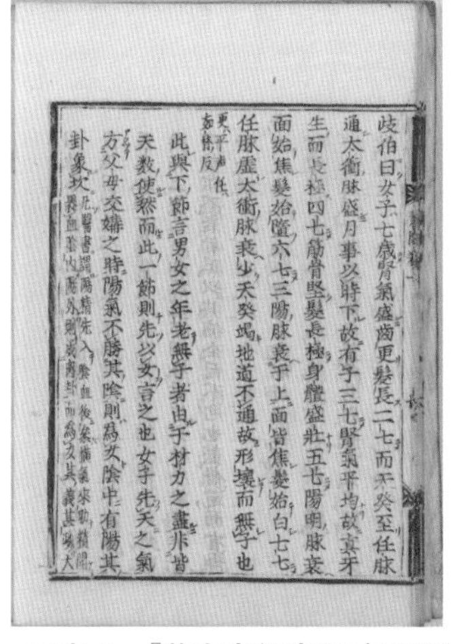
岐伯曰女子七歳腎氣盛齒更髮長二七而天癸至任脉
通太衝脉盛月事以時下故有子三七腎氣平均故眞牙
生而長極四七筋骨堅髮長極身體盛壯五七陽明脉衰
面始焦髮始墮六七三陽脉衰于上面皆焦髮始白七七
任脉虚太衝脉衰少天癸竭地道不通故形壊而無子也
此與下節言男女之年老無子者由于材力之盡非皆
天數使然而此一節則先以女言之也女子先天之氣
方父母交媾之時陽氣不勝其陰則為女陰中有陽其
卦象坎

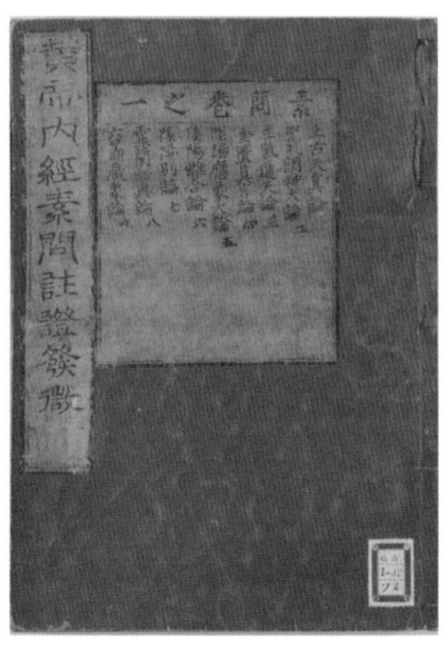

写真１　『黄帝内経素問註証発徴』（京都大学附属図書館所蔵）

表１　女性のライフサイクル

年齢	段階	内容
7歳	髪長歯更	髪が伸び歯が生え変わる
14歳	天癸完成	月経が始まる
21歳	生長完成	成長が極まる
28歳	筋骨隆盛	身体が充実
35歳	衰退開始	衰退が始まる
42歳	衰退期	肉体的な衰えが目立つ
49歳	天癸枯渇	生殖機能低下

『黄帝内経・素問』上古天真論より

2. 血の道症

女性にみられる特有の生理現象、すなわち月経や妊娠・出産・産褥あるいは更年期に関連するさまざまな症状を「血の道症」と呼び、古くから漢方治療が行われてきました。この概念には「イライラ」や「抑うつ」といった「気」の異常も含まれており、古くから日本では精神神経症状も月経によって左右されると知られていたことがわかります。例えば室町時代からの家伝秘方を記した三位法眼（サンミホウゲン）の『三位法眼家伝秘方』には既にその記載があります（写真2)。江戸時代になると香月牛山（カツキギュウザン）は『牛山方考』のなかで、「婦人産後は気血を補うべし。(中略）血の道持とて生涯病者なる者あり」（写真3）とし、また尾台榕堂（オダイヨウドウ）は『類聚方広義』（ルイジュホウコウギ）のなかで柴胡桂枝湯という漢方薬に関して「婦人故無く、増寒

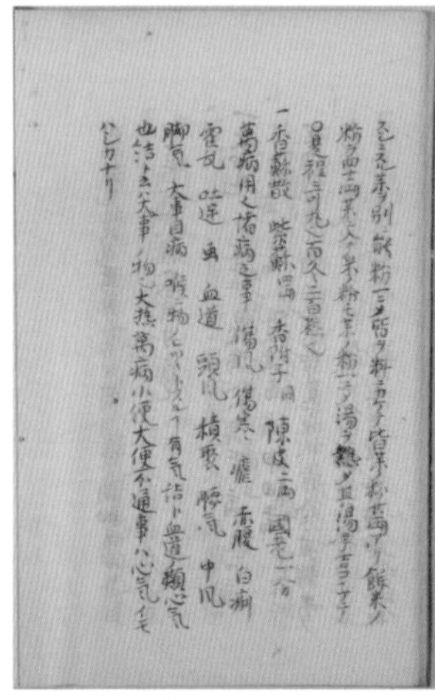

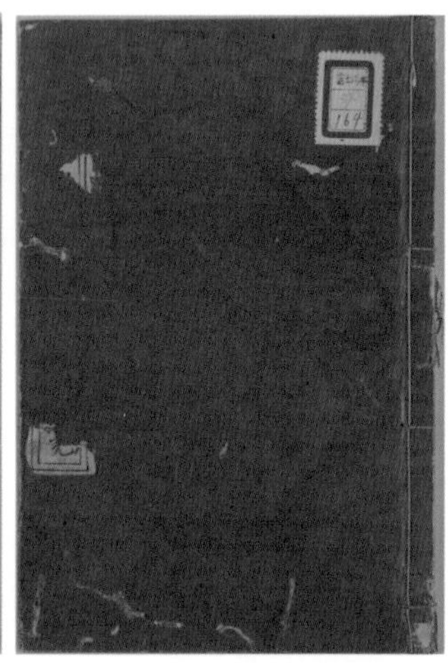

写真２ 『三位法眼家伝秘方』（京都大学附属図書館所蔵）

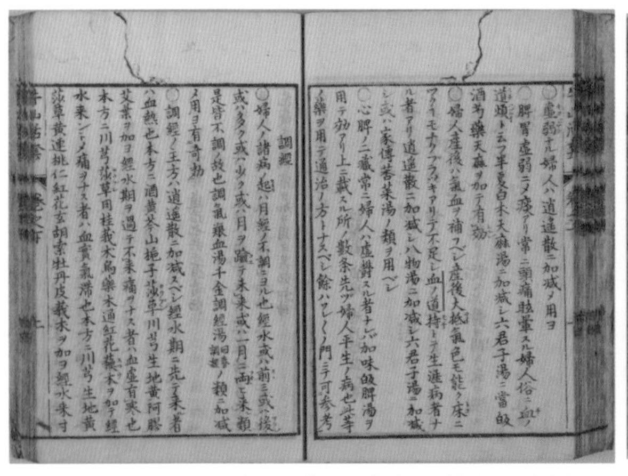

調經

○婦人ノ諸病ノ起ハ月經ノ不調ニヨル也經水或ハ前ニ或ハ後或ハ多ク或ハ少ク或ハ月ヲ踰テ未来或ハ一月ニ両ビ来ル類是皆不調ノ致也調氣養血湯千金調經湯回春調經ノ類ニ加減メ用ヨ有奇効

○調經ノ主方ハ逍遥散ニ加減スベシ經水期ニ先テ来ル者ハ血熱也本方ニ酒黄芩山梔子莎草川芎生地黄阿膠艾葉ヲ加ヨ經水期ヲ過テ不来痛ヲナス者ハ血虚有寒也本方ニ川芎莎草肉桂莪朮烏藥木通紅花蘇木ヲ加テ經水来ンテメ痛ヲナス者ハ血實氣滞也本方ニ川芎生地黄莎草黄連桃仁紅花玄胡索牡丹皮莪朮ヲ加ヨ經水来ル寸

○虚弱ナル婦人ハ逍遥散ニ加減メ用ヨ

○脾胃虚弱ニメ痰アリ常ニ頭痛眩暈スル婦人俗ニ血ノ道煩トエフ半夏白朮天麻湯ニ加減シ六君子湯ニ當皈酒芍藥天麻ヲ加テ有効

○婦人産後ハ氣血ヲ補フベシ産後大抵氣色モ能ク床ニアクイモナクフラツキアリテ不足シ血ノ道持トテ生涯病者ナル者アリ逍遥散ニ加減シ八物湯ニ加減シ六君子湯ニ加減シ或ハ家傳苓朮湯ノ類ヲ用ベシ

○心脾ノ二藏常ニ婦人ハ虚弱スル者ナレバ加味皈脾湯ヲ用テ効アリ上ニ載スル所ノ數条先ヅ婦人平生ノ病也此等ノ藥ヲ用テ通治ノ方トナスベシ餘ハ各々ノ門ニテ可参考

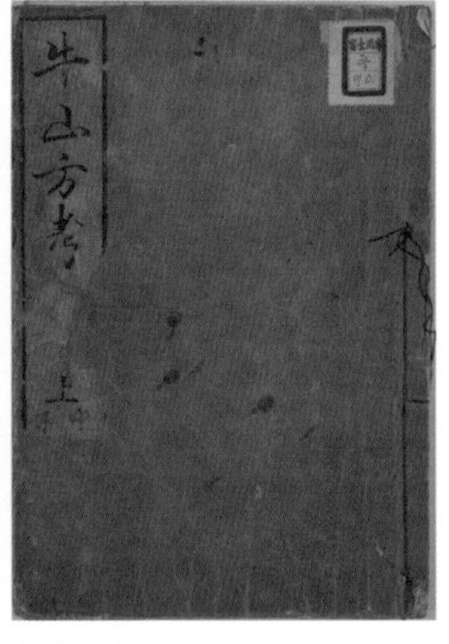

写真３ 『牛山方考』（京都大学附属図書館所蔵）

壮熱、頭痛、眩暈、(中略) 俗にこれを血の道という」(写真4) と記しています。そして明治時代になると、日本橋の津村順天堂 (現㈱ツムラ) から中将湯(チュウジョウトウ) (写真5)、銀座の楽善堂からは補養丸(ホヨウガン) (写真6) が各々血の道症の漢方薬として民衆向けに発売されるなど、多くの女性にとって漢方薬がより身近な存在になったことがうかがえます。

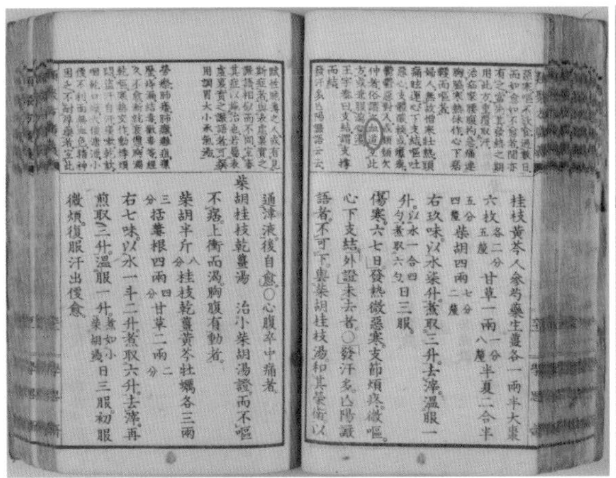

桂枝黄芩人參芍藥生薑各一兩半大棗六枚 五分 各二分 五釐 甘草一兩 一分八釐 半夏二合半 五分四釐 柴胡四兩 七分二釐
右玖味以水柒升煮取三升去滓溫服一升 以水一合四勺煮取六勺 日三服
傷寒六七日發熱微惡寒支節煩疼微嘔心下支結外證未去者○發汗多亡陽譫語者不可下與柴胡桂枝湯和其榮衛以
通津液後自愈○心腹卒中痛者
柴胡桂枝乾薑湯 治小柴胡湯證而不嘔不渴上衝而渴胸腹有動者
柴胡半斤 八分 桂枝乾薑黄芩牡蠣各三兩 三分 括蔞根四兩 四分 甘草二兩 二分
右七味以水一斗二升煮取六升去滓再煎取三升溫服一升 煮如小柴胡湯 日三服初服微煩復服汗出便愈

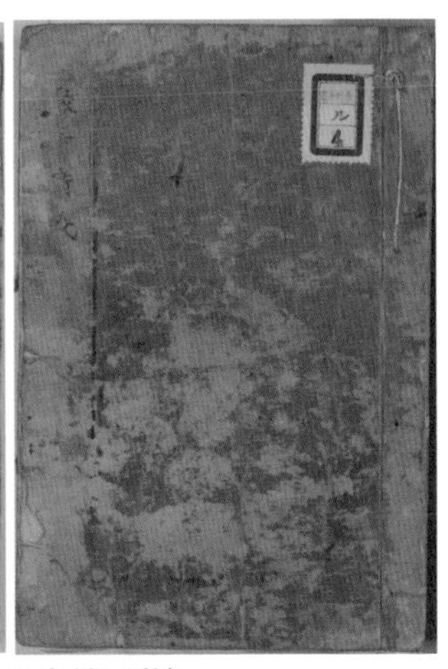

写真4 『類聚方広義』(京都大学附属図書館所蔵)

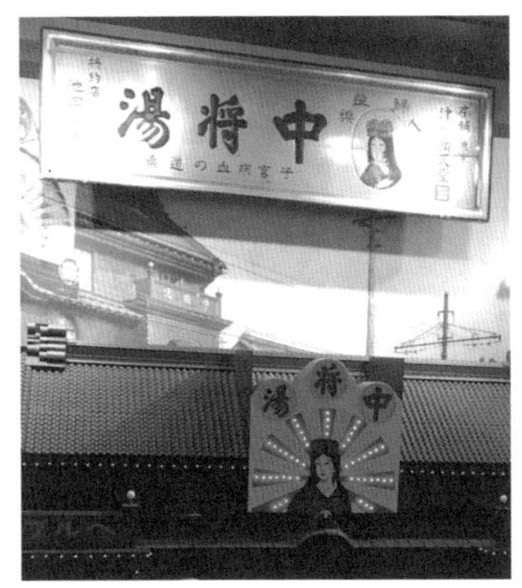

写真5 ツムラ順天堂の再現模型と中将湯の看板 (ツムラ漢方記念館)

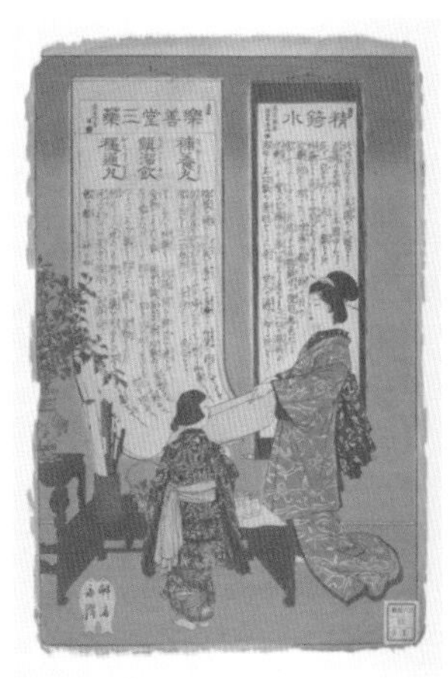

写真6 『新聞文庫』 (京都大学附属図書館所蔵)

3. 実際の使用

実際には、月経不順、月経困難症、月経前症候群、更年期障害などの月経関連疾患や、不妊、つわり、切迫流早産、子宮復古不全などの妊娠関連疾患、子宮脱や尿漏れ、膣炎などの閉経後の症状に対しても広く漢方治療が行われています。病名によって治療方針や処方が決まる西洋医学的とは異なり、漢方では患者さんの症状を詳しく聞き、脈診・腹診・舌診などの漢方医学的な診察を行い、いわゆる「証」により処方が決まります。漢方薬の種類はたくさんありますが、「婦人科三大処方」と呼ばれる当帰芍薬散・加味逍遙散・桂枝茯苓丸(ケイシブクリョウガン)は現在の『婦人科診療ガイドライン 2020』にも記載されています[1)]。

4. 漢方薬が処方されることが多い婦人科疾患

1）月経前症候群

月経前 3 ～ 10 日に続く精神的・身体的症状で、月経発来とともに減弱あるいは消失するものを月経前症候群(premenstrual syndrome：PMS)といいます。精神神経症状として、情緒不安定、イライラ、抑うつ、不安、集中力の低下、睡眠障害、自律神経症状として、のぼせ、食欲不振・過食、めまい、倦怠感、身体的症状として下腹部膨満感、下腹痛、腰痛、頭重感、頭痛、乳房の張りや痛みなどがあります。症状によっては、会社を休んだり日常生活が妨げられることもあります。とくに精神症状が主体で強い場合は、“月経前不快気分障害(Premenstrual Dysphoric Disorder：PMDD)” と呼びます[2)]。

2）月経困難症

月経に随伴して起こる病的症状で、具体的には下腹部痛、腰痛、腹部膨満感、頭痛、嘔気などがあります。子宮筋腫や子宮内膜症など器質的疾患が原因のこともありますが、器質的異常を伴わない機能性月経困難症も多く、超音波検査などの画像検索を行い鑑別します。治療は妊娠希望の有無を確認したうえで、非ステロイド性抗炎症薬（Non-Steroidal Anti-Inflammatory Drugs：NSAIDs）などの鎮痛薬や低用量エストロゲン・プロゲスチン配合剤（Low does Estrogen Progestin：LEP）などのホルモン治療が主体ですが、漢方治療も単独あるいは併用でよく用いられます。

3）更年期障害

更年期は、閉経の前後の5年の合計10年間と定義されます。主な原因は卵巣機能の低下ですが、年齢に伴う身体的変化、精神・心理的な要因、社会文化的な環境因子などが複合的に影響することにより症状が発現すると考えられています。更年期症状は①顔のほてり・のぼせ（ホットフラッシュ）・発汗などの血管運動神経症状、②易疲労感・めまい・動悸・頭痛・肩こり・腰痛・関節痛・足腰の冷えなどの身体症状、③不眠・イライラ・不安感・抑うつ気分などの精神症状で、全身調べてもとくに原因となるような異常がない場合、更年期症状と考えられます。このうち、日常生活に支障を来す場合、更年期障害と呼びます[3]。ホットフラッシュなどの症状に対してはホルモン補充療法が有効とされますが、症状が多彩であることが多く漢方治療もよく用いられます。こりや痛みには鍼やお灸も効果的です（写真7）。

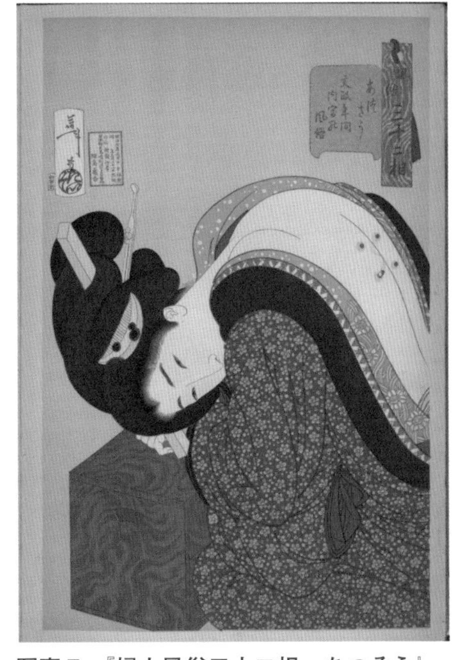

写真7 『婦人風俗三十二相　あつそう』
（国立国会図書館所蔵）

5. 婦人科三大処方と症例紹介

1）当帰芍薬散（写真8：芍薬・茯苓・蒼朮・沢瀉・当帰・川芎）[4)]

主に「血」と「水」のバランスを整える生薬から構成されています。胃腸が弱く、冷え症、めまい、むくみ、頭重、動悸などの症状に用いられます。江戸時代の腹診書『腹証奇覧』にも記載があり（写真9）、また妊娠中の安胎薬としても古くから服用されてきました。

【症例】40歳台、女性

【主訴】月経痛、頭痛、めまい

【現病歴】以前から月経痛があり、1年ほど前から、ストレスや天候が悪い時に頭痛やめまいが生じるようになりました。日常生活にも支障が出るようになってきたため、漢方治療を希望し当研究所を受診しました。

【経過】当帰芍薬散を処方したところ2週間ほどで頭痛の頻度が減りました。さらに継続したところ、めまいの程度も軽くなり、月経痛も軽くなったとのことで現在も服用継続中です。

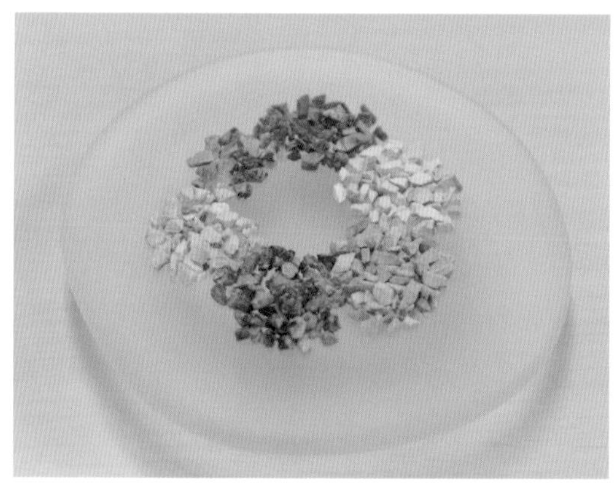

写真8　当帰芍薬散の構成生薬

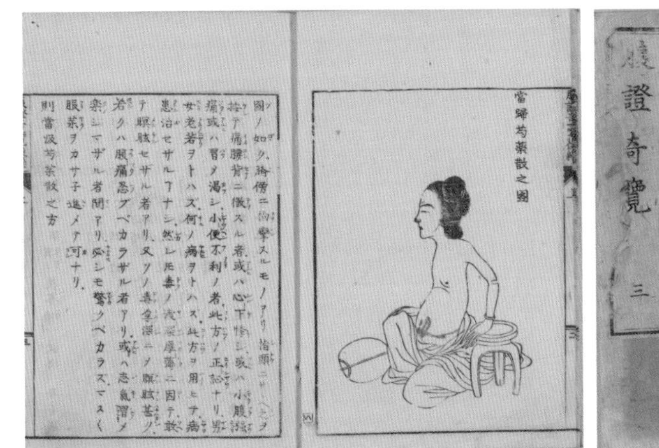
當帰芍薬散之圖

圖ノ如ク臍傍ニ拘攣スルモノアリ治腹ニ[illegible]ヲ
按テ痛腰背ニ徹スル者或ハ心下悸シ或ハ小腹
痛或ハ冒メ渇シ小便不利ノ者此方ノ正証ナリ男
女老若ヲトハズ何ノ病ヲトハズ此方ヲ用ヒテ病
患治セザルヿナシ然レ圧妻ノ[illegible]摩[illegible]ニ因テ数
テ眼眩セザル者アリ又ソノ毒深ニメ眩甚ノ
若クハ腹痛忍ブベカラザル者アリ或ハ志気習メ
楽シマザル者間アリ必シモ驚クベカラズマスマス
服薬ヲカサ子進メテ可ナリ
則當帰芍薬散之方

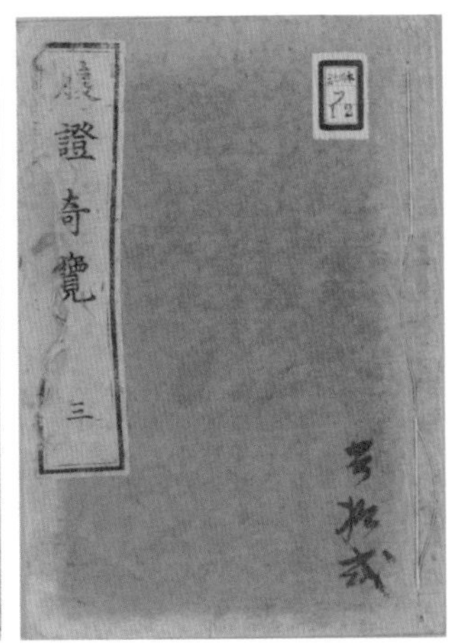

写真 9 『腹証奇覧』当帰芍薬散の図（京都大学附属図書館所蔵）

2）加味逍遙散（写真 10：当帰・芍薬・白朮・茯苓・柴胡・甘草・牡丹皮・山梔子・薄荷・生姜）[5)]

比較的虚弱体質で、自覚症状が多彩で、とくに「気」の異常が主のときに用いられます。「血」と「水」に対応する生薬も含まれるため、イライラ、のぼせ、動悸、不眠、めまい、頭痛などのさまざまな自律神経症状に用いられます。山梔子が含まれるので、長期服用には注意が必要です。

【症例】40 歳台、女性

【主訴】頭が重い

【現病歴】以前からストレスで悪化する頭重、動悸、めまいに悩んでいました。近医産婦人科でホルモン製剤を処方され服用していました。最近、私生活でのストレスが続き症状が悪化したため、漢方治療を希望し当研究所を受診しました。

【経過】加味逍遙散を処方したところ 3 週間で頭重や動悸の回数が減り、さらに 6 週間服用したところ症状がさらに改善し、体調がよくなったと実感できるようになったとのことでした。

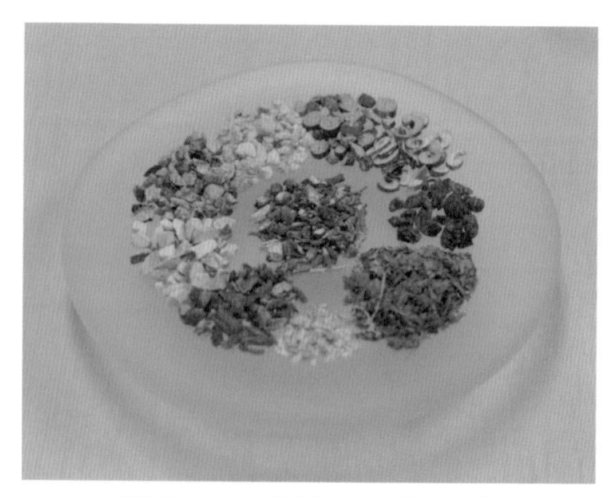

写真 10　加味逍遙散の構成生薬

3）桂枝茯苓丸（写真 11：桂皮・茯苓・牡丹皮・桃仁・芍薬）[6)]

体力は中等度で、主に「血」の巡りが滞っている場合に用いられます。頭痛、肩こり、月経痛、便秘、冷えのぼせなどの症状があり、診察上は舌下の静脈怒張や下腹部の圧痛がみられます。

【症例】 50 歳台、女性

【主訴】 月経不順と過多月経

【現病歴】 以前から子宮筋腫があり、過多月経がありました。閉経が近いので手術やホルモン治療は希望しませんでした。年齢とともに月経が不規則となり、久しぶりに月経がくると出血も多く下腹部痛も辛いとのことで相談にきました。

【経過】 桂枝茯苓丸を処方したところ、下腹部痛が和らぎ、便通も改善しました。貧血に注意しながら現在も服用を継続しています。

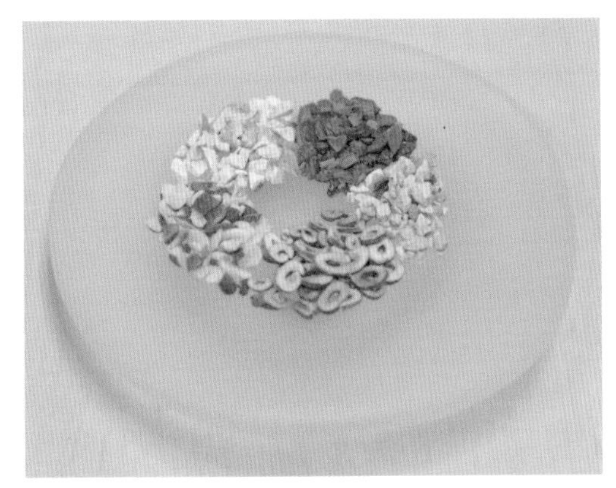

写真 11　桂枝茯苓丸の構成生薬

6. おわりに

女性の社会進出が叫ばれる一方で、家事・育児・介護など女性の担う家庭内での役割は依然として少なくありません。そのような中で、定期的にやってくる月経とうまく付き合い、妊娠・出産・産後を乗り越え、その後も更年期という不調に悩まされる現状があります。そして世界有数の長寿国である本邦においては、閉経後も同じくらい長い人生が待っています。漢方は、そんな女性たちの全ライフステージに寄り添い、心身ともに健康に過ごすための一助となり得る日本の伝統治療です。東洋医学的思想や漢方治療を生活の中に上手く取り入れ、より快適で豊かな人生にしたいものです。

【参考文献】

1) 産婦人科診療ガイドライン 婦人科外来編 2020. 日本産科婦人科学会事務局 , 2020 : 190.
2) 産婦人科診療ガイドライン 婦人科外来編 2020. 日本産科婦人科学会事務局 , 2020 : 174.
3) 産婦人科診療ガイドライン 婦人科外来編 2020. 日本産科婦人科学会事務局 , 2020 : 180
4) 北里大学東洋医学総合研究所 漢方処方集 . 北里大学東洋医学総合研究所 , 2012 : 251
5) 北里大学東洋医学総合研究所 漢方処方集 . 北里大学東洋医学総合研究所 , 2012 : 59
6) 北里大学東洋医学総合研究所 漢方処方集 . 北里大学東洋医学総合研究所 , 2012 : 106

8 頭痛

温知堂矢数医院／東京医科大学病院麻酔科　矢数 芳英

Key words　緊張型頭痛／片頭痛／気圧低下に伴う頭痛／釣藤散／呉茱萸湯／五苓散

1. はじめに

頭痛は国際頭痛分類[1]による診断で分類されますが、大きくわけて二つのタイプがあります。それは一次性頭痛と二次性頭痛です。今回はこのうちの一次性頭痛の漢方治療についてお話します。

一次性頭痛は「頭痛そのものが疾患」となる頭痛で、例えば緊張型頭痛、片頭痛、群発頭痛などがあります。これに対し、二次性頭痛はくも膜下出血、脳出血、髄膜炎などが原因となって起きる頭痛であり、命に危険を及ぼす可能性があるため迅速で的確な診断が要求されます。

一次性頭痛はその原因となる危険な病気はないものの、慢性的に頭痛を繰り返すため日常生活へ影響を及ぼすことがあります。日本では実に約4,000万人（15歳以上の約40%）が慢性頭痛に悩まされているといわれています。患者数は緊張型頭痛が約2,000万人（日本人の約20%）と最も多く、次に片頭痛が約840万人（日本人の8.4%）でこれに続きます[2]。一方、群発頭痛は少なく、約12万人程度といわれています。この他に薬の使い過ぎによる頭痛（＊1）が120～240万人もいます（図1）。

それでは一次性頭痛でよくみられる緊張型頭痛と片頭痛についてお話をしていきます。

＊1：薬物乱用頭痛：3ヵ月を超えて、1ヵ月に10日以上定期的に1つ以上の複合鎮痛薬を摂取しているもの。ちなみに以前のガイドラインでは15日以上と定義されていたが、近年は10日以上とされている。

矢数芳英先生のプロフィールは総論：1章を参照してください。

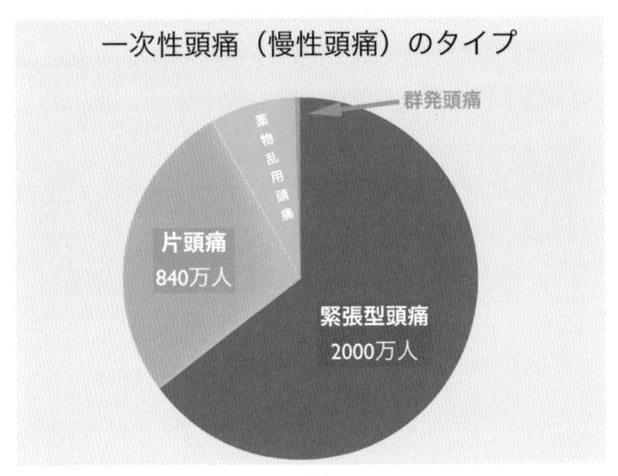

図1

2. 緊張型頭痛

【重いしめつけられる痛みに釣藤散】

まずは一次性頭痛で最も多い緊張型頭痛についてお話しします。一般的にその痛みは両側性で、圧迫感やしめつけられるような持続性の鈍痛（強さは軽度～中等度）が特徴です。このような頭痛によく使われるのが釣藤散（チョウトウサン）です。漢方では凝った状態を「ゆるめる」薬のイメージです（図2）。それではこの釣藤散がよく効いた症例をみていきましょう。

【症例　43歳・女性】[3)]

この患者さんの頭痛は、後頭部～頭頂部にかけての鈍痛でした。10年前より頭痛があり、以前は市販の鎮痛薬（非ステロイド性抗炎症薬）でコントロールできていました。しかし1ヵ月前より後頭部～頭頂部の強い痛みが出現するようになり市販の鎮痛薬が全く効かなくなり、症状が増悪するため当院を受診しました。総合診療科で精査しましたが、CT、MRIでは異常なく、緊張型頭痛に対する内服薬（エペリゾン，ロキソプロフェン、ジヒドロエルゴタミ

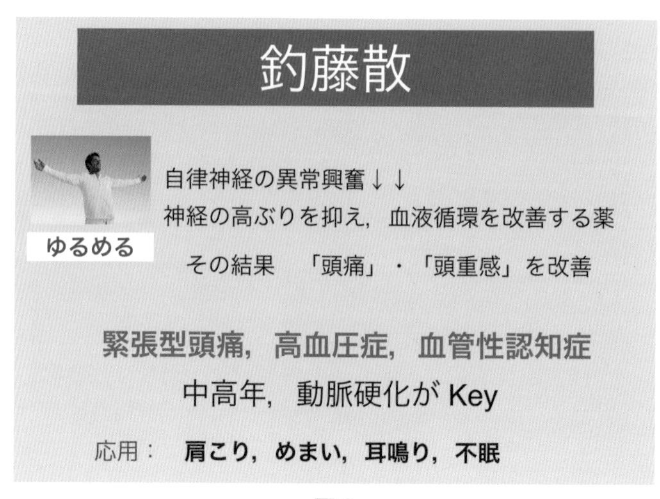

図2

ンなど）を続けましたが、全く効果がないとのことで，漢方外来へ紹介されました。

やや赤ら顔の中年女性で、のぼせや肩こりがひどい方でした。起床時が最も症状が強いといっており、また身体を動かしているとすこし痛みが和らぐとのことでした。この方に釣藤散を処方したところ、2週間で頭痛は軽減し、3週間で頭痛は消失しました。その後は肩こりもほとんどなくなり、現在も薬の量を減らして服用を続けています。

3．片頭痛

【冷えのある女性の頭痛に呉茱萸湯】

次に一次性頭痛で二番目に多い片頭痛についてお話します。一般的には片側（＊2）に脈を打つような（拍動性）、ズキズキと鋭い痛みが特徴となります。痛みが強いと嘔吐したり、寝込んだりすることもあり、日常生活に支障をきた

＊2：片頭痛の多くは片側（60%）で起きるが、両側（40%）が痛む場合もあるので、「片」という言葉にとらわれてはいけない。

します。その頭痛は数時間～数日持続し、発作は月に１～２回から週に数回の程度でみられます。また音、光、臭いなどに過敏になることがあったり、頭痛の起きる前に閃輝暗点と呼ばれる視覚の異常（突然、ギザギザが見えるなど）が前兆として現れる場合もあります。日本では女性に多く（＊3)、とくに月経のみられる若い頃（30代が20％）にピークがあります[2)]。

急性期の治療薬としてトリプタンがあります。これは頭痛発作が起きた直後（１時間以内）に服用すると効果を発揮しますが、このタイミングを逃してしまうと効かなくなってしまいます。また予防薬としてカルシウム拮抗薬などを用いることもあります（ロメリジンなど）。

近年ではCGRP関連抗体薬と呼ばれる有用な皮下注射薬が登場しましたが[4,5)]、まだ薬価が安くないため患者さんと相談が必要な薬です。

このような片頭痛に有用な漢方薬が呉茱萸湯（ゴシュユトウ）です。とくに冷えの自覚のある女性によく効くことの多い薬です。漢方では温める薬のイメージです（図3)。それではこの呉茱萸湯がよく効いた症例をみていきましょう。

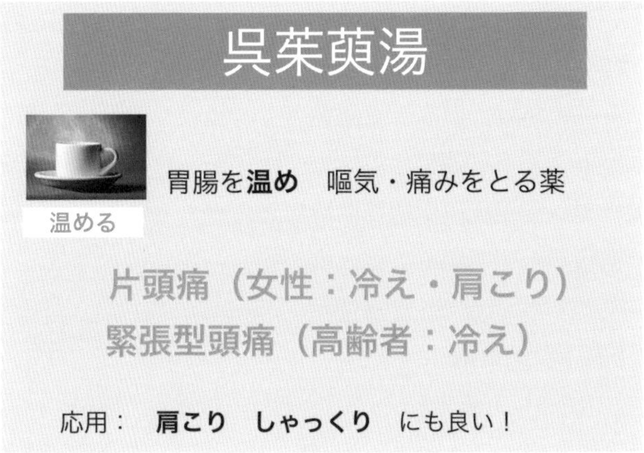

呉茱萸湯

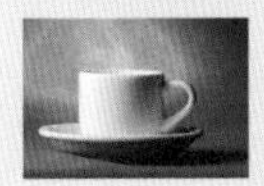

温める

胃腸を**温め**　嘔気・痛みをとる薬

片頭痛（女性：冷え・肩こり）
緊張型頭痛（高齢者：冷え）

応用：　**肩こり　しゃっくり**　にも良い！

図3

＊3：片頭痛の有病率は男性が3.6％、女性が12.9％であり女性に多い[2)]。

【症例　42歳・女性】[6,7]

この患者さんは20年前より片頭痛の診断にて内服加療中でした。トリプタンを内服中でしたが、数ヵ月前より頭痛が悪化したため，2日に1回のペース（1ヵ月に15錠以上）で内服をするようになり、これまで効果のあったトリプタンでも頭痛が軽減しない日が増えて、激しい頭痛の発作で寝込んでしまい会社を休む日も増えてしまいました。

このため主治医（神経内科）にトリプタンの増量を求めましたが「月に10錠以上は処方できない」とのことで，神経内科から漢方外来へ紹介された患者さんです。薬物乱用頭痛も疑われました。

もともと手足の冷えが強く、電車や職場などで冷房に当たると具合が悪くなり頭痛が誘発されるので、夏でも洋服を着込んだり膝掛けを使っていました。この方に呉茱萸湯を処方したところ、1ヵ月後には頭痛で寝込むこともなくなり，会社を休むこともなくなりました。その後はトリプタンの減量 がはかれ，2ヵ月後は月に3～4錠 の内服でコントロール良好となり、さらに呉茱萸湯も減量できました。

【冷えがあれば緊張型頭痛にも効く】

このように呉茱萸湯は片頭痛の予防薬として効果を発揮し、さらにトリプタンの減量をはかることが可能です。一方、冷えがあれば緊張型頭痛にも効くこともあります。よって現代医学的な診断にとらわれることなく、漢方薬の選択は患者さんの症状から判断することが重要です。

4. 気圧低下に伴う頭痛

【台風や雨の前の頭痛に五苓散】

これまで一次性頭痛の２つのタイプ（緊張型頭痛・片頭痛）によく使う漢方薬の説明をしてきました。ここでは現代医学的な診断とは少し異なる頭痛の原

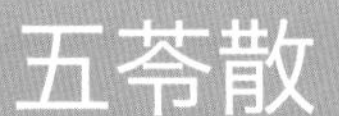

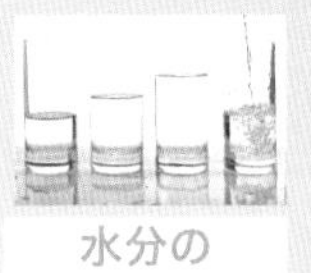

水分の
偏在を正す

単なる利尿剤ではない
血管内に水を引き込む薬
その結果，尿量↑　脱水にも使える！

気圧低下の頭痛：緊張型頭痛 & 片頭痛
めまい，下痢，嘔吐

近年の応用：慢性硬膜下血腫，透析不均衡症候群
気圧低下による頭痛，飛行機離発着時の耳鳴り・耳痛

図 4

因に着目してみたいと思います。その原因とは「気圧低下」です。

よく「台風や雨の前に頭が痛くなる」という人がいますが、このような人は「頭が痛くなることで天気がよくわかる」という場合があります。ときに「自分の頭痛は天気予報より正確です」という人もいますが、そんな人にオススメできる漢方薬が五苓散（ゴレイサン）です。漢方では水分の偏在を正すという薬のイメージです（図 4）。最後にこの五苓散がよく効いた症例をみていきましょう。

【症例　40 歳・女性】[8,9)]

この患者さんは 5 年前より慢性的な頭痛を自覚していました。後頭部～項部にかけての重い痛みを繰り返すため，頭部 MRI 等の検査でも異常はありませんでした。緊張型頭痛の診断を受けて薬物治療を開始しましたが、痛みは改善せず漢方治療を希望し受診されました。

後頭部～項部にかけて持続性（24 時間以上）の鈍痛を繰り返しています。

症状は「重い痛み」と表現し、鎮痛薬の使用回数を増やしても痛みは軽減しません。頭痛の起こり方は「天気が悪くなる前に痛みが強くなる」「天気予報のような頭痛」とのこと。同時にめまいが出現することもあり，日常生活が制限されていました。

この方に五苓散を投与したところ３日目より頭痛が消失し、その後は雨の前でも頭痛が出現することがなくなり，さらにめまいも消失しました。

【雨の前の頭痛であれば片頭痛でも緊張型頭痛でも効く】

五苓散は日常から服用することで頭痛の予防薬としての使用が可能です。さらに発作時の頓服でも効果を発揮します。そして雨の前に増悪する頭痛（気圧低下に伴う頭痛）であれば，重い鈍痛（緊張型頭痛）だけでなく、拍動性の鋭い痛み（片頭痛）に対しても有効であり、トリプタンの減量もはかることができます。

また近年の研究[10]では「前兆のある片頭痛」に五苓散がよく効くことがわかっています。

5. まとめ

◉緊張型頭痛：重いしめつけられる痛みに釣藤散

◉片頭痛：冷えのある女性の頭痛に呉茱萸湯，冷えがあれば緊張型頭痛でも効く

◉気圧低下に伴う頭痛：台風や雨の前の頭痛に五苓散，片頭痛でも緊張型頭痛でも効く

【参考文献】

1) 日本頭痛学会・国際頭痛分類委員会訳：“国際頭痛分類第３版”, p.1-280, 医学書院 (2018).

2) Sakai F, Igarash H：Prevalence of migrane in Japan: national wide servey. Cephalalgia, **17**：15-22, 1997.

3) 矢数芳英：漢方の歩き方　レーダーチャートで読み解く痛みの治療戦略（19), LiSA, **22**（9)：938-948, 2015.

4) 日本神経学会・日本頭痛学会・日本神経治療学会監修：“頭痛の診療ガイドライン 2021”，p.197-212，医学書院（2021）.
5) 日本神経学会・日本頭痛学会・日本神経治療学会監修：“頭痛の診療ガイドライン 2021”，p.239-247，医学書院（2021）.
6) 矢数芳英：漢方の歩き方　レーダーチャートで読み解く痛みの治療戦略（9），LiSA, **21**（6）：600-606，2014.
7) 矢数芳英，他：東京医大漢方医学センターだより（４）片頭痛の予防薬としての呉茱萸湯を考える ～ 呉茱萸湯のレスポンダー：臨床研究の再検討．漢方の臨床，68 巻 8 号：907-914，2021.
8) 矢数芳英：漢方の歩き方　レーダーチャートで読み解く痛みの治療戦略（10），LiSA, **21**（7）：662-70，2014.
9) 矢数芳英：漢方スッキリ方程式 第 1 回，日本医事新報，No.4850，P.54, 2017.
10) 柴田 靖，石山すみれ：天候で悪化する頭痛の要因と五苓散の効果の解析，脳神経外科と漢方，**4**：9-13, 2018.

9 冷え症

飯塚病院東洋医学センター漢方診療科 **田原 英一**

Key words 冷え症／冷え／全身型／上熱下寒型／末梢循環不全型／茯苓四逆湯
煩躁／八味地黄丸／冷え症対策

はじめに

当今の西洋医学による診療マニュアルなどを渉猟（ショウリョウ）しても、冷えを取り扱っているものは皆無です。冷えを訴えて病院を受診しても甲状腺機能低下症や下肢末梢の血行障害、知覚障害、あるいはレイノーが除外されれば、西洋医学は

Author 著者

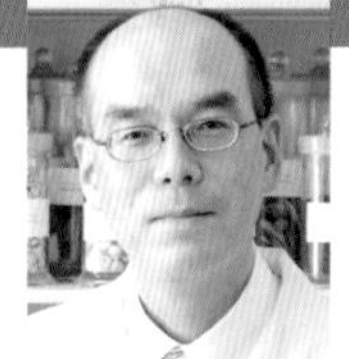

田原（たはら） 英一（えいいち）

飯塚病院東洋医学センター 漢方診療科 部長

1991年 富山医科薬科大学医学部医学科卒、1991年 富山医科薬科大学付属病院和漢診療部医員（研修医）、1999年 砺波（となみ）サンシャイン病院（富山県）副院長、2002年 近畿大学東洋医学研究所講師、2006年 近畿大学東洋医学研究所助教授、2007年 ㈱麻生飯塚病院東洋医学センター漢方診療科部長、2011年 宮崎大学臨床教授、大分大学臨床准教授兼任、2012年 大分大学臨床教授、長崎大学非常勤講師、産業医科大学非常勤講師兼任、2018年 熊本大学臨床教授兼任、2020年 富山大学和漢医薬学総合研究所臨床応用部門非常勤講師（客員准教授）兼任、現在に至る。【所属学会】日本東洋医学会（専門医、指導医、代議員、医療安全委員会担当理事、福岡県部会長、九州支部長）、和漢医薬学会（代議員）、日本内科学会（認定内科医、総合内科専門医、指導医）、日本アレルギー学会（専門医）、日本皮膚科学会。
【受賞】2000年 第17回和漢医薬学会学術奨励賞受賞、2017年 第68回日本東洋医学会学術奨励賞受賞。【著書】高齢者のための和漢診療学（医学書院：共著）、EBM漢方（医歯薬出版：共著）、漢方診療二項の秘訣（金原出版：共著）、つかってみよう！こんな時に漢方薬（シービーアール：共著）、専門医のための漢方医学テキスト（Ⅳ症候からみる漢方、5全身・精神、D認知症・異常行動、日本東洋医学会：共著）、はじめての漢方診療症例演習編（医学書院：共著）、神経疾患最新治療2012-2014（南江堂：共著）、スキルアップのための漢方相談ガイド 改訂第2版（南山堂：共著）、日本伝統医学テキスト 漢方編 （日経印刷：共著）はじめての漢方治療 （診断と治療社：共著）。
飯塚病院東洋医学センター漢方診療科 HP：http://aih-net.com/medical/depart/kanpo/

ほぼ無力です。とくに若い女性であれば、西洋医学的治療の対象を見出せず、漢方医学的アプローチの独擅場となります。

1. 冷えとは

漢方医学的な病態診断（証）の基本的な分類は「陰」と「陽」です。陰証とは生体の反応力が低下した病態で、体温産生も不十分なため“冷え性”になりがちです。漢方医学的には冷えた状態を「寒」といいます。実際に冷えを訴えた場合、症状は大きく三つに分類できます。[1)]

【全身型】 全身的に新陳代謝が低下、すなわち寒が支配的、これは真性の寒で、陰証の冷えです。治療は服用することで生体を温める熱薬（附子や乾姜など）を含む方剤を用います。

【上熱下寒型】 生体を巡ると想定される「気」が上方のみに偏在し、顔がほてって足は冷えるという冷えのぼせ状態。長風呂をしたりコタツに入ると、かえってのぼせを悪化させるだけで、症状は改善しません。治療には、上に登った気を下に巡らせる、しばしば桂皮を含む方剤が適応です。例えば桂枝茯苓丸（ケイシブクリョウガン）は桂皮のほかに血をめぐらせる桃仁（トウニン）、牡丹皮（ボタンピ）なども含み、冷えのぼせの代表的治療薬の一つです。

【末梢循環不全型】 生体内を循環する「血」が四肢末端まで巡らない「瘀血（オケツ）」の病態で、比較的虚証を呈するようです。治療には当帰などを含む虚証に適応となる当帰芍薬散、当帰四逆加呉茱萸生姜湯などが代表的です。

以上の３型は必ずしも単独で出現するとは限らず、多くは複数が混在します。真性の冷え（寒）による病態では、入浴などで温めると症状が楽になり、冷房で冷やすと悪化することが要点です。

2. 冷えの代表的治療薬（表1）

全身の冷えあり、倦怠感が強いときには茯苓四逆湯（ブクリョウシギャクトウ）を用います。強い倦怠感は煩躁（ハンソウ）と呼ばれ、冷え＋煩躁はとりもなおさず茯苓四逆湯です。エキス剤にはありませんので、構成生薬から考えて真武湯＋人参湯（または附子理中湯（ブシリチュウトウ））で代用します。全身の冷えあるがとくに下半身が冷える場合には八味地黄丸（ハチミジオウガン）や苓姜朮甘湯（リョウキョウジュツカントウ）が候補になります。下肢の冷え、とくに膝から下の冷えがあって、腰痛・下肢痛・老人のかすみ目などを認める場合、熱薬の附子（ブシ）を含む八味地黄丸を用います。また、頻尿、腰痛などがあり、腰・大腿部がスースーする、水風呂に浸かったようだと訴える場合は苓姜朮甘湯を選択されます。

いわゆる冷えのぼせで足は冷えるが顔は火照る、風呂で温まるとかえってのぼせるというのは真の冷えではなく、上方に登ってしまった気を引き下げる、桂枝茯苓丸（ケイシブクリョウガン）や桃核承気湯（トウカクジョウキトウ）を用います。両者ともに赤ら顔ですが、桃核承気湯で顕著であり、便秘傾向、S状結腸部に圧痛があり、イライラなどの精神症状があれば桃核承気湯を用います。桂枝茯苓丸は便秘傾向がなく、次に述べる末梢循環障害の要素も含む場合に選択され、幅広く使われています。

表1　冷えの分類

主要型	特徴	漢方方剤
1. 全身型	真性の寒 陰証の冷え	温薬（附子・乾姜など） 茯苓四逆湯　八味地黄丸 苓姜朮甘湯
2. 上熱下寒型	冷えのぼせ 気・血の上逆	気・血を循環させる 桃核承気湯　桂枝茯苓丸
3. 四肢末端型	凍瘡・レイノー	当帰四逆加呉茱萸生姜湯 当帰芍薬散

主に手足の先（手指・足趾）が冷たい、しもやけ・レイノー等を呈する場合、当帰四逆加呉茱萸生姜湯（トウキシギャクカゴシュユショウキョウトウ）が用いられます。当帰四逆加呉茱萸生姜湯では多くは女性で、腹部の手術歴や、鼠径部の圧痛を伴い、頭痛、腰痛、月経痛も多いようです。あるいは浮腫、貧血の傾向があり、月経痛などを伴う際には当帰芍薬散を用います。一方緊張しやすいタイプの中高生で、手足に発汗傾向が明らかな交感神経緊張型では四逆散を用います。

上記の方剤で冷えの程度が強い場合はブシ末1.5～3.0 g／日を一緒に服用することもあります。エキス剤を効果的に使用するにはエキス剤を白湯に溶いて温かくして服用することもポイントになります。

3. 生活上の冷え症対策

冷えの原因としては以下のようなものが考えられます(表2)。すなわち(1)陰性食品の摂取（2）運動不足・筋力不足（3）ダイエット（皮下脂肪不足）（4）ファッション（薄着・圧迫）（5）月経周期・貧血（6）冷房装置（7）ストレス（交感神経緊張）などです。冷たい飲食物、砂糖を多量に含む甘い物、生物（果物)、酢は体を冷やします。これらは陰性食品と呼んで、とくに柿など果物の取りすぎは冷え症を悪化させます。逆に鍋物やおでん、シチュー

表2　冷えの原因と対策

原因	対策
・陰性食品の摂取	・陽性食品の摂取
・運動不足・筋力不足	・辛味食品適量
・ダイエット（皮下脂肪不足）	・運動
・ファッション（薄着）	・物理的温熱：入浴・腹巻
・月経周期・貧血	・血行促進：締め付けない衣類
・冷房装置	・漢方薬・鍼灸
・ストレス（交感神経緊張）	

など火を通したもの、根っこのもの（人参、大根などで火を通したもの）、天日で干したものなどは体を温めます。こうした陽性食品を積極的に摂取することは重要です。また辛味食品を適量摂取することも体を温めます。しかし大量に摂取すると汗が出て、かえって体温を下げることになるかもしれません。代表的な陽性食品を上げておきますが、とりすぎは注意です（表3）。運動は冷え症に対する有力な治療法です。早歩きなどがいいでしょう。昨今のダイエットによる脂肪の不足、薄着のファッション、締め付ける下着などは冷えを悪化させます。物理的温熱として入浴をしたり、腹巻を使用するなどで体を温めるとよいでしょう。よく三つのクビといって、頚、手首、足首を温めましょうといわれますが、私はお腹（クビレ？）も温めましょうと推奨しています。その点でも締め付けない衣類で血行阻害しないことも大事です。それでも困ったら、手前味噌ですが、漢方薬や鍼灸はいかがでしょうか。養生の伴わない冷え症治療はなかなか治療抵抗性です。

表3　冷えと食養生

- にら（春～夏）：辛温、補陽、順気、駆瘀血
- カボチャ（夏～秋）：甘温、補気
- ショウガ（通年）：辛温、補陽、補気、利水
- ヤマイモ（秋～冬）：甘平、補気、滋潤
- ニンニク（夏）：辛温、補陽、順気、駆瘀血
- 長ネギ（冬）：辛温、補陽、順気
- 羊肉（春～夏）：甘熱、補陽、補気、補血
- ギンナン（秋）：甘苦、補陽、滋潤

【参考文献】

1）三潴忠道監修：冷え症．“使ってみよう！こんな時に漢方薬”，p.146－149，シービーアール，東京（2008）．

10 疲労倦怠感

富山大学附属病院和漢診療科 貝沼 茂三郎

Key words 気虚 / 補中益気湯 / 茯苓四逆湯 / 小建中湯 / 気血両虚

はじめに

日々の診療のなかで、「だるい」「疲れやすい」「気力が出ない」といったものはよくみられる訴えですが、疲労感や倦怠感は感染症から貧血，白血病などの血液疾患、悪性腫瘍、内分泌疾患、精神・神経疾患などほとんどの疾患にみられるため、これらの訴えから鑑別診断を行うは多くの場合困難です。

しかし漢方治療を行う前にまずはその原因を追求しておく必要があります。そして速やかに治療を行えるものかどうかを検討することが必須です。そのうえで漢方治療の適応があるかどうかについて検討していきます。実際には西洋医学的な治療が必要とされる場合に漢方治療を併用する場合もありますし、またそのような原因となるような疾患が特定できないような場合も漢方治療

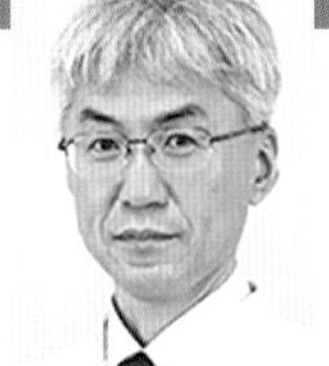

貝沼 茂三郎（かいぬま もさぶろう） Author 著者

富山大学附属病院和漢診療科 特命教授

1993年 富山医科薬科大学医学部卒、1996年 麻生セメント株式会社飯塚病院東洋医学センター漢方診療科医員、1999年 富山医科薬科大学和漢診療学講座医員、2003年 富山医科薬科大学和漢診療学講座助手、2004年 麻生セメント株式会社飯塚病院東洋医学センター漢方診療科医長、2007年 九州大学病院総合診療科助教、2012年 九州大学大学院医学研究院地域医療教育ユニット准教授、2021年 富山大学附属病院和漢診療科特命教授、現在に至る。【学会】日本東洋医学会：理事、専門医、指導医、和漢医薬学会：評議員、日本内科学会：日本内科学会認定内科医、総合内科専門医、日本肝臓学会：日本肝臓学会専門医、日本病院総合診療学会：評議員。

のよい適応と考えます。

1. 証とは何か

漢方診療の特徴は、西洋医学的な病名とは別に、漢方医学的な病態を判断し、それに併せた治療薬を選ぶことにあります。漢方医学的診断のことを「証(しょう)」といいますが、「証」を考える際に、この症例は「陽証」なのか「陰証」なのかを判断することがまず一番大事になります。

「**陽証**」とは「熱」が主体の病態で、活動性、発揚性であることが特徴であり、急性期疾患の多くの場合にみられます。

一方、「**陰証**」とは「寒」が主体で、非活動性、沈降性が特徴であり、虚弱者や慢性長期罹患で陥りやすい状態といえます。具体的には温めた方がよい病態（陰証）なのか、冷やした方がよい病態（陽証）なのかを考えます。

さらに漢方医学的な病態を把握するときに、もう一つ大事なものさしとして気血水(キケツスイ)という考え方があります（図1）。その中で全身倦怠感、易疲労感などは「気虚(キキョ)」と考えるとわかりやすいと思います。「気」は形態がなく目にはみえないのですが、生命活動を営む根源的エネルギーと考えられています。「気」

生体を維持する三要素
生命活動を営む根源的エネルギー
気
血
水
生体を物質的に支える
赤色の液体
生体を物質的に支える
無色の液体

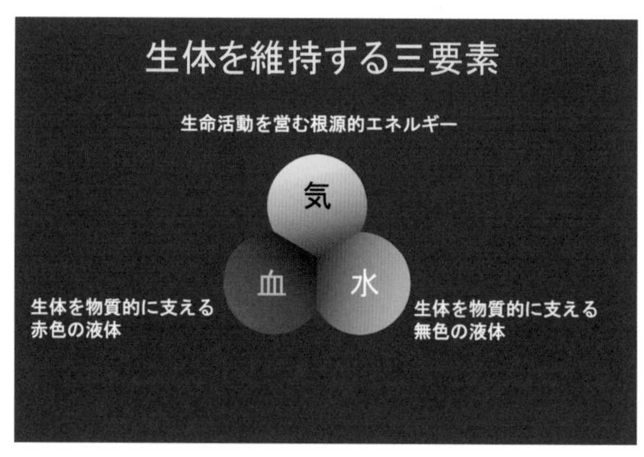

図1　生体を維持する三要素

の失調状態の一つである「気虚」とは気の量的な不足状態で、主な症状としては倦怠感、疲れやすい、食欲がない、食後の眠気が強いなどが挙げられます。そこで疲労倦怠に対する漢方治療は気虚を改善する方剤である補気剤を中心に考えたらよいと思います。

代表的な方剤としては補中益気湯、茯苓四逆湯（人参湯＋真武湯エキスの同時服用で代用）、小建中湯などが挙げられます（表1）。

表1

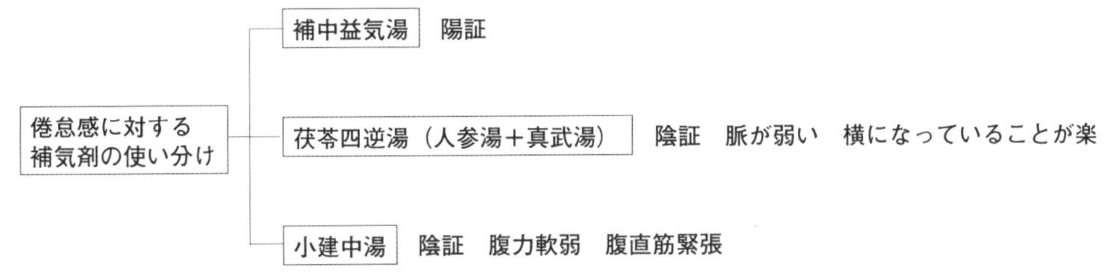

2. 補中益気湯

補中益気湯（ホチュウエッキトウ）は「医王湯（イオウトウ）」といわれ、漢方薬の中で王様というべき処方で、多くの疾患・病態に応用することができます。また津田玄仙がその使用目標として、(1) 手足の倦怠感、(2) 言語が軽微、(3) 眼に勢いがない、(4) 口中に白沫が出る、(5) 食の味がなくなる、(6) 熱いものを好む、(7) 臍のところに動悸がある、(8) 脈は散大で力がない、という8つを挙げ、それらのうち、1つから2つあれば用いてよいといっていますが、とくに手足の倦怠感が最も重要な目標となります。さらに寝汗をかく、食後に眠くなる・だるくなると訴えるのも補中益気湯を考慮する重要な目標のひとつとなります。補中益気湯は陽証に用いられる方剤なので明らかな冷えを示唆する所見がなく、全身倦怠感を主訴とする場合には第一選択薬と考えます。また他覚所見で胸脇苦満（キョウキョウクマン）（季肋部の抵抗圧痛）の所見があることも補中益気湯を選択する大事な所見になります（図2胸脇苦満）。

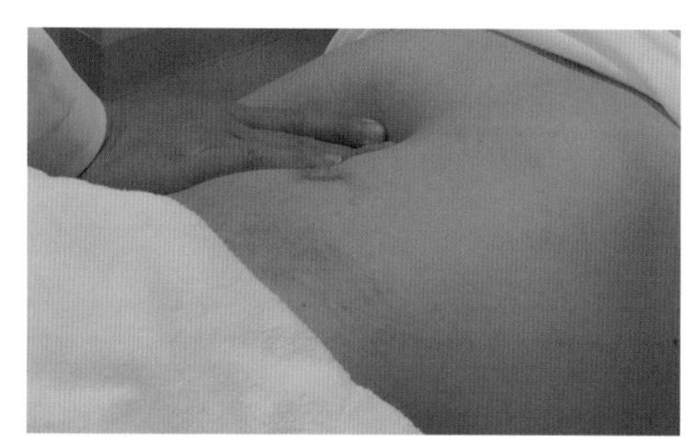

図2　胸脇苦満

代表的な症例

【症例】　50代　男性

【主訴】　疲れやすい

【現病歴】　7～8年前から疲れやすい、夕方になって寝込むことがある。

【診察所見】暑がりの寒がりだが、とても体が冷えるわけでない。胸脇苦満の所見あり。

【経過】補中益気湯(煎じ薬)を投与。2ヵ月後には疲れにくくなった。3ヵ月後、夕方になってもきつくなく、寝込むこともなくなった。

3. 茯苓四逆湯

茯苓四逆湯（ブクリョウシギャクトウ）は、陰証で手足が冷えて、新陳代謝が低下して、非常に体のだるさが強い、常に横になって休んでいた方が楽になる、といった時に用いる方剤です。しかしこの方剤は煎じ薬しかなく、エキス製剤で代用する場合には人参湯と真武湯のエキスを一緒に合わせてお湯に溶いて服用させます。西洋医学的に全身倦怠感を裏付ける原因を特定できず、問診で寒がりである、長風呂ができる（倦怠感が非常に強い場合には、入浴すると疲れてしまうので長風呂ができない場合も含む）と答えた場合には、体の冷えが原因で倦怠感が出ていると考えて積極的に用いてよい処方です。また漢方薬が合っているかどうかの効果判定には、味覚がとても重要であり、人参湯と真武湯エキスの同時服用があっている場合には、甘くておいしいといわれ、逆に元気になると辛くて飲めないといわれるので味覚を参考に処方の継続を検討してもよいと思われます。

代表的な症例

【症例】30 代　女性

【主訴】全身倦怠感

【現病歴】202X 年 2 月頃から全身倦怠感が出現。同年 6 月精査を行うが、異常所見なし。

【診察所見】寒がりで、入浴すると 2 〜 3 分で疲れてしまう。脈も弱い。

【経過】人参湯 2.5g と真武湯 2.5g を 1 日 3 回同時服用とした。2 週間後には全身倦怠感が軽減し、仕事復帰が可能となった。

4. 小建中湯

小建中湯（ショウケンチュウトウ）は陰証で虚弱な小児や高齢者の倦怠感、食欲低下に用いられる方剤です。小建中湯は腹力が軟弱で薄いベニア板状の腹直筋の攣急があるのが特徴的な腹証です（図 3 小建中湯腹候）。さらに元気がなく抵抗力が弱かったり、皮膚疾患がある場合には黄耆（オウギ）を加えた黄耆建中湯（オウギケンチュウトウ）を検討します。小建中湯は桂

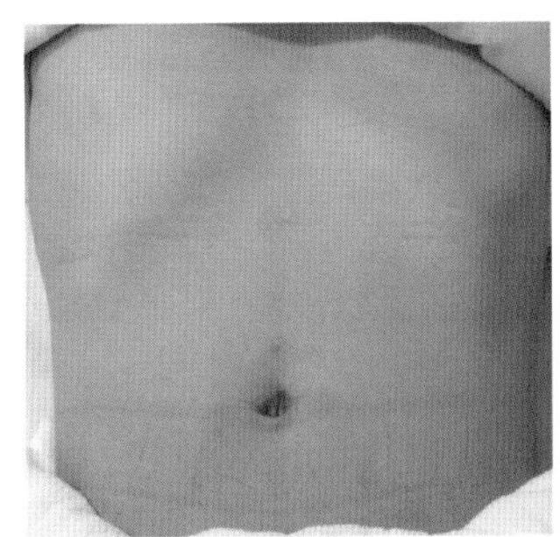
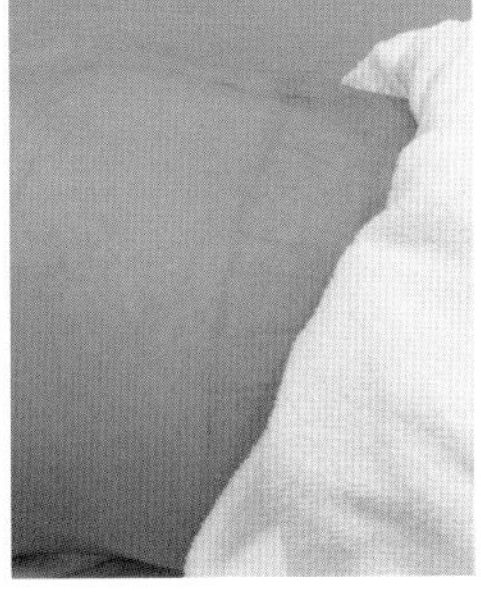

図 3　小建中湯の腹候

枝加芍薬湯に膠飴（麦芽で作った飴）を加えたものになりますが、膠飴には腸管内の細菌叢を整えたり、腸管免疫を高めてくれる働きがあるといわれています。

代表的な症例

【症例】 80代　男性

【主訴】 全身倦怠感

【現病歴】 202X年11月頃から全身倦怠感が出現。低ナトリウム血症を指摘され、治療にて改善したが、倦怠感は持続していた。

【診察所見】 寒がり、食欲やや低下、腹力軟弱、腹直筋異常緊張あり。

【経過】 小建中湯（煎じ薬）を投与。2週間後にやる気が出て疲れにくくなった。食欲も改善。2ヵ月後には元気になり、胃薬も不要になった。

5. その他

その他、補中益気湯と並ぶ代表的な補剤として十全大補湯や人参養栄湯があります（表2）。これらも倦怠感を目標として処方されますが、漢方医学的な病態としては「気血両虚」が目標となります。漢方医学的に「血」とは体を巡行している赤色の液体であり、血液とその働きを意味していますが、酸素と共に末梢まで栄養を届ける働きがあり、それが低下した状態が「血虚」とな

表2

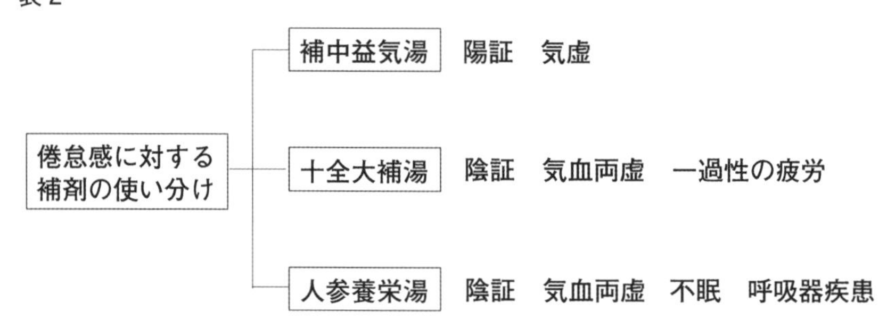

ります。血虚の症状としては皮膚の乾燥、脱毛、こむら返り、爪が割れるなどが挙げられます。十全大補湯と人参養栄湯は共に気血両虚を目標としていますが、人参養栄湯はとくに呼吸器疾患や不眠を伴う場合に用いられます。一方で十全大補湯は元来比較的元気であった人がなんらかの原因で疲労困憊した状態、なんとなくとりとめのない疲労感（特別な症状に乏しいが全身的な疲弊・脱力感）を目標とします。さらに冷えが明らかであれば附子を加えます。

11 感染症

熊本赤十字病院 総合内科 **加島 雅之**

Key words 抗菌薬の適正使用／ウイルス感染症／難治性・再発性感染症／感染症後の症状

漢方は慢性疾患や、一般に不定愁訴といわれる現代学的な診断に当てはまりにくい症状に対する治療を行っているイメージがあると思います。しかし、近代化する前までは日本をはじめとして東アジアの国々では正式な医学として古代中国を由来とする伝統医学（日本では漢方）が採用されていましたので、現在の西洋医学が治療の対象としているような疾病を中心に対応を行ってきました。医療は古今東西、強い症状や救急的な対応を行う必要がある急性期の状態に対処することが常に最優先課題ですので、当然、漢方も急性期の対応を行うために発達してきた歴史があります。衛生状態が悪かった近代より前はとくに感染症の頻度が高かったため、感染症に対する対応が最重要課題でした。このため、漢方の歴史とは感染症への対応の歴史といっても過言ではなく、感

加島 雅之（かしま まさゆき）　**Author 著者**

熊本赤十字病院 総合内科 部長

【現職】熊本赤十字病院総合内科部長、熊本大学臨床教授（漢方担当）、宮崎大学臨床教授（総合内科担当）。【現職に就かれた年】熊本赤十字病院総合内科部長2019年～、熊本大学臨床教授2017年～、宮崎大学臨床教授2018年～。
【専門】総合内科、感染症、漢方･中医学、医学思想史（東アジア）。
【関心事】総合内科学の学問的確立、急性期･難治性疾患に対する漢方の包括的応用、漢方の概念の変遷と応用。
【成果･役職･著作】日本内科学会専門医部会九州支部副会長、日本東洋医学会評議員参与、国際東洋医学会日本支部理事、日本中医薬学会理事。単著：“漢方薬の考え方、使い方”、中外医学社(2014)；日本漢方医学教育協議会：“基本がわかる漢方医学講義”、羊土社 (2020)。

染症に対する実にさまざまな治療法が作られてきました。その中には、西洋医学が発達した現代においても、いまだ治療が難しい感染症に対する方法も数多くあります。ここでは、現代の西洋医学の治療を行ったうえでもなかなか治療が難しい感染症の状況に漢方が追加できることや、西洋医学の治療より漢方の方が優れている可能性のある漢方の治療法について取り上げてみたいと思います。

1. 感染症に対する漢方のみかたと考え方、漢方の優れているところ

西洋医学では感染症は、感染を引き起こしている微生物（細菌やウイルスなど）と、感染している患者さんの免疫力 / 抵抗力との闘い、またその闘いで生じる発熱、組織の腫脹などの炎症としてとらえています。漢方も類似の考え方をしていて、感染を引き起こしている微生物に相当する概念として、邪気というものを想定し、それと闘う反応を起こす体内の抵抗力のことを正気と表現して、この両者の闘いの時に動員されるエネルギーが熱を生むと考えていて、これが西洋医学の炎症に相当します。

西洋医学では、微生物を同定して、その微生物ごとに排除する方法を中心に治療を行います。また、炎症に関しては、全体を強力に抑え込むステロイド剤や、炎症をコントロールするサイトカインの各種類ごとに取り除く治療法が存在していますが、炎症は複数のサイトカインが複雑に絡み合うため、調節が重要ですが、西洋医学の治療法は先ほど述べたように全部抑えるまたは、一種類を除くなどの極端な治療がほとんどで、“調節”という点では十分な方法は持ち合わせていません。また、免疫力の賦活化は激しい炎症を引き起こしかえって症状の悪化を招いたり、抵抗力を高める方法も十分に開発できているとは言い難い状況です。

漢方では、微生物の細かい同定を行っておられず、類似のパターンを起こす

ものを同じ邪気と考えて、同じような治療を行っています。このため、強力な排除を行う治療はなかなかありませんが、細かい微生物の同定ができなくても、パターンに沿った治療を行うことで効果をあげられる可能性があり、未知のウイルスの感染症などにいち早く対応することができる可能性があります[1)]。また、熱の種類を分類して、それに対する細やかな対処法が開発されていることで、さまざまな炎症の調節を行うような治療を行うことができることが示唆されています[2)]。さらに、正気を補い調整するという方法論も数多く開発されているため、激しい炎症を引き起こすことなく、抵抗力を高めるような治療を行うこともできます（図1）[3)]。

こうした漢方による感染症の診療の優れている点について代表的なものについて、次から述べていきたいと思います。

漢方治療の大方針

体内の精気のバランスが崩れている状況である過剰（実）を除く瀉法（シャホウ）、不足を補う補法が用いられる
発病因子（邪気（ジャキ））との闘病関係でみれば、邪気が問題を起こしている状況（邪実（ジャジツ））(a) に対して、邪気を除く祛邪法（ホウジャホウ）と正気の消耗（正虚）を助ける扶正法(b)が用いられる

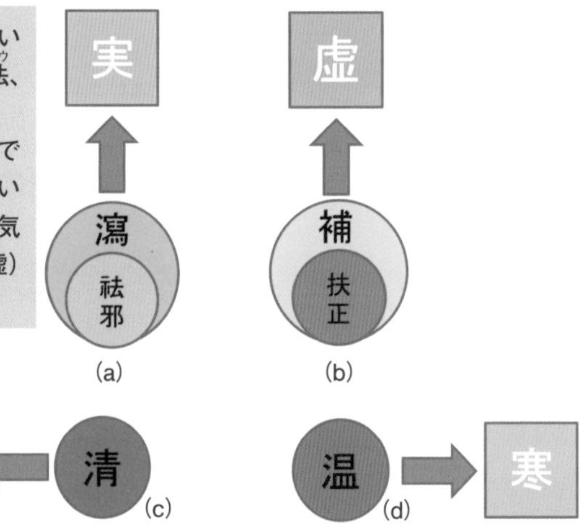

万物をすべて陰陽として捉える漢方では、陰陽のバランスの崩れの最も端的な顕現として寒熱を重視しており、熱には冷やす清法(c)、寒には温める温法(d)が用いられる。

図1

2. 抗菌薬の適正使用に貢献できる漢方の可能性

漢方での治療は軽症の細菌感染症やウイルス感染症に続発した細菌感染症の初期に単独で効果を上げることができる可能性が十分にあります。

抗生物質（抗菌薬）の使用は、その抗生物質に対する耐性菌を選択し増殖させる問題点から逃れられません。しかし、抗生物質の新たな開発は現在頭打ちになっており、現存の抗生物質を上手に使用して、耐性菌を蔓延させないことが、重症の細菌感染症で使用できる抗生物質が限られている、またはない、といった治療に極めて難渋する状況を避けるために重要です。このため、軽症の副鼻腔炎や中耳炎、気管支炎、膀胱炎、腸炎に対する抗生物質の使用は、現在、厚生労働省も取り組んでいるAMR（Antimicrobial Resistance：薬剤耐性菌）対策の一環として避けることが求められています[4]。こうした際に、漢方薬の使用を行うことによって、抗生物質を使用しなくてはならないようなより重度の細菌感染症になる前に治癒させて抗菌薬を使用しないで済む可能性があります[5]。従って、漢方での治療がAMR対策に役立つ可能性が十分にあります。さらに既に耐性菌を保菌している患者さんに対して漢方薬を投与することで、抵抗力が増して、体内に定着している耐性菌が駆逐されて検出されにくくなることも示され始めています[6]。

3. ウイルス感染症に対する漢方の有利性

ウイルス感染症に対しては西洋医学はウイルスの増殖を止める効果をもつ抗ウイルス薬の開発、実用化は極めて限られたウイルスにしかできていない現状があります。また、未知のウイルスや元のウイルスから大きな変異を遂げたウイルスに対する抗ウイルス薬の開発、有効性・安全性の評価には大変な時間がかかってしまい、流行の早期に抗ウイルス薬を医療現場へ供給することが難しいのです。一方、漢方の場合は、厳密なウイルスの同定ができていなくても、漢方の邪気の概念のパターンから類似の場合は、同じ方法での治療がある程度可能です。ただし、注意が必要なのは、西洋医学では同じウイルスでも発症している環境（季節など）や出現している症状などで、邪気の種類は異なると考えていますので、漢方では異なる治療が必要となります（図2）。

また、インフルエンザや新型コロナウイルス感染症などでわかってきたことは、ウイルスの増殖を止める抗ウイルス薬が有効性を発揮するには、ウイルスの増殖が活発に起こっている発症早期でなくてはならず、一定の時期（数日：インフルエンザでは2日以内、新型コロナウイルスでは5日以内）を過ぎてしてしまうと抗ウイルス薬の効果がほとんど見込めないということです。そして、発症から時間がある程度たった状況では、体内の炎症をコントロールすることが重要であることがわかってきましたが（図3）、西洋医学の炎症を抑制する治療法は、極端なものしかなく、必要な免疫の反応を押さえすぎたり、炎症をコントロールしているサイトカインのバランスを乱して、反って状況を悪化させることも示されています[7]。漢方では発症初期に伝統的に発症初期に使用する治療と、数日経過した状況で使用する治療を分けて議論してきました。

急性感染症（外感病）のとらえ方

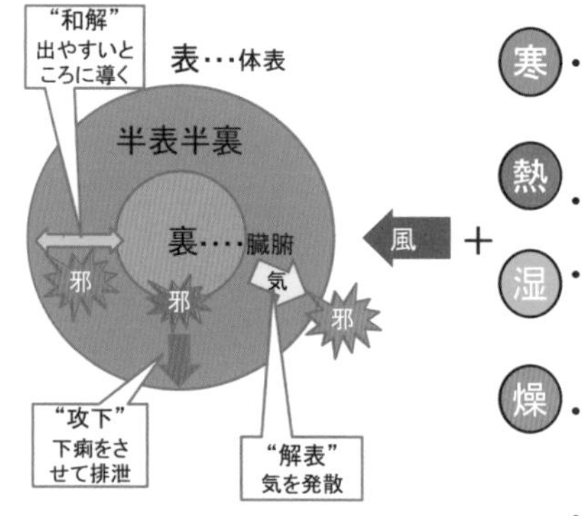

- 急性感染症に相当する概念を“外感病”といい、 風邪と他の邪が外界から侵襲する病態と認識している
- “表”・“半表半裏”・“裏”でステージを考える。
- 表証は解表法、半表半裏証は和解法、裏証は邪実であれば攻下、正虚が主体であれば補法を行う。
- 風+寒：傷寒（しょうかん）と風+熱：温病（うんびょう）の2大病型分類をする
- 傷寒・温病のそれぞれで更に細かいステージ分類法がある。

図2

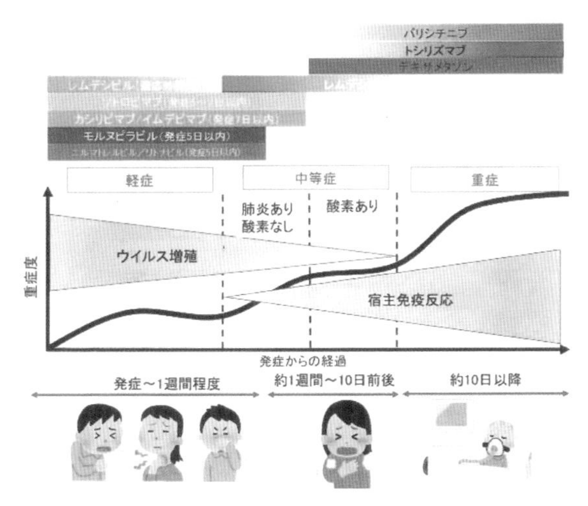

図 3 COVID-19 の重症度と治療の考え方

※1 カシリビマブ / イムデビマブ、ソトロビマブ、モルヌピラビル、軽症者へのレムデシビルは重症化リスクの高い患者のみが適応

※2 全ての患者が重症化するわけではなく、全体の約 20% が中等症に、約 5% が重症になると考えられるが、ワクチン接種の普及によってこの割合は変わることが予想される

また、その治療の切り替えに関しても単に日数で考えるのではなく、症状や体に出現する反応のパターンで判断する方法を開発しています[8]。しかも、西洋医学の治療のような極端な免疫の反応、炎症の抑制は行わず、過剰な反応は押さえるという調節性に優れた方法で治療する点も特質です。

4. 難治性・再発性感染症に対する漢方併用

今まで述べてきたように、西洋医学における感染症の治療は、感染している微生物の排除に集中しています。しかし、感染している微生物は薬剤や手術のみでは完全に除くことは難しく、人体側の抵抗力で排除をしなくてはなりません。このため、なかなか治癒しない難治になりやすかったり、すぐに再発するのは人体側の抵抗力に問題がある場合が多いのですが、西洋医学には抵抗力を向上させる方法は非常に限られたものしか持ち合わせていません。一方で漢方には治療法基本的なコンセプトに抵抗力である正気を増強する治療があることからもわかるように、抵抗力を増強するさまざまな方法が開発されてきました[9)]。また、漢方薬の多くは西洋医学の薬剤より副作用が少なく、軽いものが多いため、漢方での病原体の概念である邪気を取り除く薬を少量・長期にわたって服用することで、慢性化した難治の感染症や、反復する感染症に対して予防する方法も開発されています。

5. 感染症後の症状に対する漢方の方法

現在、新型コロナウイルス感染症の流行によって、感染症後に引き続き出現するさまざまな不快な症状に注目が集まっていますが、これは新型コロナウイルス感染症に限ったことではなく、さまざまな感染症の後で出現することは以前より知られていました。とくに、長引く咳や息切れ、倦怠感、不眠や抑うつ気分、食欲減退などはよく認められる症状ですが、こうした症状に対する西洋医学の治療は、ほとんどなく、対処療法的症状をやわらげ、自然治癒するのをまつのがほとんどです。しかし、漢方ではこうした感染症後の症状について2000年近く前から注目し、積極的な治療法を開発してきました[10)]。このため、漢方による治療が十分期待できる分野といえるでしょう。実際に新型コロナウイルス感染症後のさまざまな症状に対して漢方薬での治療が現在、盛んに行われています。

【参考文献】

1) Takayama S, et al.：Prevention and Recovery of COVID-19 Patients With Kampo Medicine: Review of Case Reports and Ongoing Clinical Trials. *Front Pharmacol*, **12**：656246, 2021.

2) Shinozuka N, et al.：The traditional herbal medicine Hochuekkito improves systemic inflammation in patients with chronic obstructive pulmonary disease. *J Am Geriatr Soc*, **55**（2）：313-4. 2007.

3) Enomoto Y, et al.：Pilot quasi-randomized controlled study of herbal medicine Hochuekkito as an adjunct to conventional treatment for progressed pulmonary Mycobacterium avium complex disease. *PLoS One*, **9**（8）：e104411. 2014.
4) 厚生労働省：薬剤耐性（AMR）対策について
https://www.mhlw.go.jp/stf/seisakunitsuite/bunya/0000120172.html
5) Irifune K：Antitussive effect of bakumondoto a fixed kampo medicine (six herbal components) for treatment of post-infectious prolonged cough: controlled clinical pilot study with 19 patients. *Phytomedicine*, **15**; 18（8-9）：630-3. 2011
6) Soma A: Best Use of Middle-Reinforcing and Qi-Benefiting Decoction against MRSA-infectious Diseases. *The Journal of Kampo, Acupuncture and Integrative Medicine*, **3**（1）8-9. 2008.
7) 日本感染症学会：COVID-19 に対する薬物治療の考え方　第 13.1 版
chrome-extension://efaidnbmnnnibpcajpcglclefindmkaj/https://www.kansensho.or.jp/uploads/files/topics/2019ncov/covid19_drug_220218.pdf
8) 日本漢方教育協議会："基本がわかる漢方医学講義", p.42-45, 羊土社（2020）.
9) Ito M, et al.：Randomized controlled trial of juzen-taiho-to in children with recurrent acute otitis media. *Auris Nasus Larynx*, **44**（4）：390-397. 2017.
10) 張仲景：傷寒論 辨陰陽易差後労復病脉證并治第十四 3 世紀初頭.

12 精神疾患

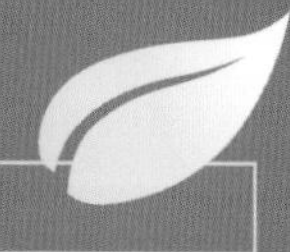

研究学園ななほしクリニック　小野 真吾

Key words　外因 / 内因 / 心因 / 神経症 / 異病同治 / 同病異治

はじめに

精神疾患に漢方薬を用いる場合、心理的なストレスから種々の症状が起きている状態（心因性と呼びます）がよい適応となります。精神疾患はおおまかに外因性、内因性、心因性に分類されます。このうち、外因性疾患は、原因となる身体疾患の治療を行うことが優先です。身体疾患が改善すれば精神症状も改善することが期待できます。内因性疾患では、西洋医学的な治療が標準となります。心因性の疾患については、抗不安薬を中心とした対症療法を行うことが多いです。漢方薬を心因性の疾患に用いることで、依存、離脱の心配をすることなく症状の改善を図ることが期待できます。ここでは、心因性の疾患の症状の不安、不眠、イライラなどの漢方治療について解説します。

1．精神疾患は外因、内因、心因に分けて考える

精神疾患を分類するとき、伝統的には外因性、内因性、心因性と三つに分け

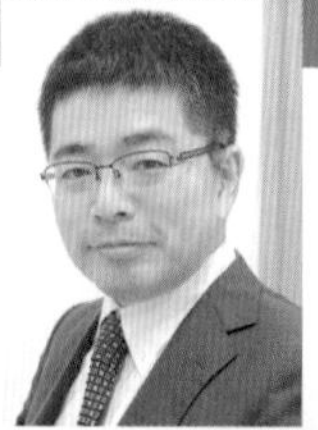

小野(おの) 真吾(しんご)　Author 著者

研究学園ななほしクリニック 院長

【職歴】帝京大学医学部附属溝口病院精神科助手、東京医科大学茨城医療センター精神神経科講師、2019年 研究学園ななほしクリニック院長 現在に至る。【専門】漢方医学、精神科、心療内科。【関心事】東洋医学。【著作】“こころにもからだにも効く漢方”、中外医学社 (2019)。

て考えます（図1）。

外因性とは、身体疾患、あるいは薬によって引き起こされる精神疾患をさします。外因性精神疾患の場合には、身体疾患を治療することがまず優先されます。また、薬で引き起こされている精神疾患であれば、薬を減薬あるいは、中止をすることを優先します。原因となっている疾患を改善できれば、精神症状も改善します。ですので、外因性精神疾患では漢方治療を用いることは考えにくいと思われます。

内因性とは、統合失調症、躁うつ病、うつ病などをさします。これらは、脳に原因があると想定されるが、まだその原因を特定できていない精神疾患です。統合失調症であれば、抗精神病薬、躁うつ病であれば、気分安定薬、うつ病であれば、抗うつ薬を用いることが優先されます。これらの疾患の治療ガイドラインでは漢方薬は推奨されていません。

外因性が否定され、内因性も否定された場合には、心因性の疾患を考えます。心因性に含まれるのは、昔でいう神経症と呼ばれた疾患群です。現在神経症は、不安症、パニック症、強迫症、などと細かく分類されております。これらは、現在SSRIと呼ばれる抗うつ薬の一種や抗不安薬を用いることが主流です。ただ、中には副作用のために、SSRIを服用できない、あるいは依存、離脱を心配して、西洋医学的な向精神薬を飲みたがらない場合があります。そのような

外因性　**脳が身体疾患や薬物により障害されて精神症状を呈したもの（意識障害、知的機能の低下が特徴）**

↓

内因性　**脳に何らかの原因が想定されるが、まだ原因が明らかとはいえないもの（統合失調症、気分障害など）**

↓

心因性　**欲求不満や葛藤状態があり、それらを上手く処理できない時に生じる反応**

外因性が否定されれば、内因性であるか検討。
内因性も否定されれば心因性の疾患を疑う

図1　外因性、内因性、心因性と診断を検討していくプロセス

場合には漢方薬での治療を検討します。なお、漢方薬で治療を開始して、2週間用いて改善がないような場合には別の漢方薬に変えてみる、あるいは西洋医学的治療を検討してみることをすすめます。

2. 不安、不眠、イライラ、抑うつに漢方薬を使ってみる

1）不安

先ほど説明しました神経症はすべて不安を背景として種々の症状が出てくるものです。以前なら、不安＝抗不安薬という図式があり、抗不安薬が頻用されておりました。この抗不安薬の多くはベンゾジアゼピン系と呼ばれるグループです。近年とみにその依存性、離脱症状による中止の難しさが注目されるようになりました。一方、漢方薬であれば、依存や離脱の心配はありません。

不安に用いる漢方薬としては、柴胡（サイコ）と呼ばれる生薬を含む柴胡剤、黄連・黄芩を含むもの、理気剤（リキザイ）などがあげられます（表1～3)。

柴胡剤が適応になるかどうかは、胸脇苦満（キョウキョウクマン）という所見が目印になります(図2)。胸腹部を診察すると、みぞおちを中心として、8の字を描いて、左右に肋骨弓を触れます。おへそと乳頭を結んだ線と、肋骨弓が交差するあたりを見定めま

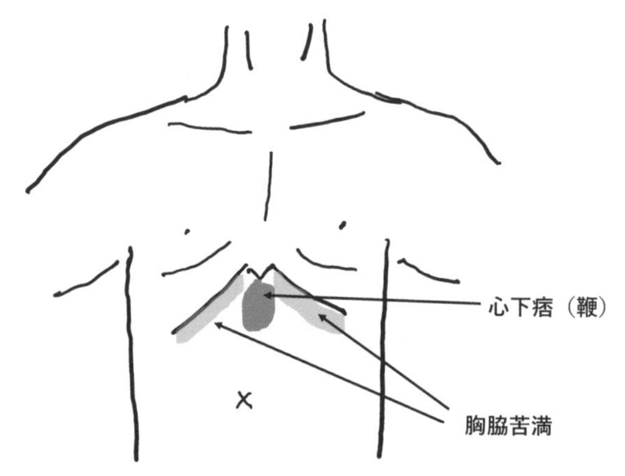

図2　胸脇苦満、心下痞（鞕）の位置について

表1　不安によく用いられる柴胡を含む漢方薬

陰陽	虚実	方剤名	特徴
少陽病期	実証	大柴胡湯（去大黄）	腹力充実し、広範で明瞭な胸脇苦満。のぼせ、肩こり、便秘、イライラ、不安を呈する。便秘がなければ、去大黄とする
少陽病期	実証	柴胡加竜骨牡蛎湯	腹力中等度で、胸脇苦満、腹部動悸を呈する。不安、不眠、心悸亢進、イライラを呈する
少陽病期	虚実中間証	四逆散	腹力中等度、両側胸脇苦満、両側腹直筋攣急がある。不安、不眠、イライラがみられる
少陽病期	虚実中間証	小柴胡湯	腹力中等度、胸脇苦満があり、口苦、嘔気などがみられる。単独よりも、合方で用いることが多い
少陽病期	虚証	柴胡桂枝湯	腹力はやや軟、胸脇苦満が軽度みられ、上腹部に腹直筋攣急をみとめる。上半身のほてり、発汗、嘔気、などを伴う不安に用いる
少陽病期	虚証	柴胡桂枝乾姜湯	腹力は軟弱、胸脇苦満は目立たないことがある。腹部動悸を触れる。虚証版の柴胡加竜骨牡蛎湯とされる。不眠、首から上の発汗、口渇、抑うつ、不安に用いる
少陽病期	虚証	加味逍遥散	腹力は軟弱、不安、不眠、イライラ、便秘傾向がある。訴えは多彩であることが多い
少陽病期	虚証	加味帰脾湯	易疲労、気力低下、不眠、抑うつ、動悸に加えて、イライラ、のぼせ、火照りを伴う不安に用いる
少陽病期	虚証	抑肝散	腹力は軟弱、左胸脇苦満、左腹直筋攣急が典型的。不安、不眠、イライラを呈する
少陽病期	虚実中間証	柴朴湯（小柴胡湯と半夏厚朴湯を合わせたもの）	腹力中等度、胸脇苦満、心下痞鞕がある。小柴胡湯と半夏厚朴湯の合方。咽が痞える、気分がふさぐ、不安などに用いる

表2　不安に用いられる黄連・黄芩を含む漢方薬

陰陽	虚実	方剤名	特徴
少陽病期	実証	三黄瀉心湯	腹力充実、心下痞鞕があり、のぼせ、イライラ、鼻血などを呈する
少陽病期	虚実中間証	黄連解毒湯	腹力中等度、心下痞があり、イライラ、のぼせ、赤ら顔を呈する
少陽病期	虚実中間証	温清飲	黄連解毒湯と四物湯の合方。腹力中等度、心下痞鞕、両側腹直筋攣急がみられる。のぼせ、興奮、皮膚の乾燥、不安を呈するときに用いる

表3　不安に用いられる理気剤・その他

陰陽	虚実	方剤名	特徴
少陽病期	虚実中間証	半夏厚朴湯	腹力中等度、心下痞、咽の痞え（梅核気）、気分がふさぐ、動悸、不安、嘔気などを呈する
太陽病期	虚証	香蘇散	腹力は軟弱、無力。半夏厚朴湯に比べて、訴えは漠然としている
少陽病期	虚証	桂枝加竜骨牡蛎湯	腹力はやや軟で、下腹部（臍の下）に腹直筋攣急がみられたり、心下悸や臍上悸がみられることがある。不眠があり、些細なことで驚く、不安、動悸がみられる場合に用いる
少陽病期	虚証	酸棗仁湯	腹力軟、疲労が蓄積して不眠、不安、興奮などを呈した場合に用いる

す。ここを人差し指、中指、薬指をそろえて押します。それで患者さんが苦痛を訴えたときに胸脇苦満があると判断します。

柴胡剤の多くはこの胸脇苦満がみられます。ただし、中には柴胡桂枝乾姜湯（サイコケイシカンキョウトウ）のように目立たないものもあります。

黄芩（オウゴン）・黄連（オウレン）を含む漢方薬は、みぞおち（心下（シンカ）と呼びます）に痞（ツカ）える感じを患者さんが感じたり、診察すると硬さを感じたりする場合が多いです。この所見（心下痞（シンカヒ）、あるいは心下痞鞕（シンカヒコウ））が黄芩・黄連を含む漢方薬を用いる際に目印になります。

理気剤の代表としては、半夏厚朴湯（ハンゲコウボクトウ）、香蘇散（コウソサン）があげられます。理気剤は、人体を流れるエネルギーである「気」の流れが悪いと、不安や気持ちが落ち込むなどの症状として表れます。理気剤は気の流れを改善して、不安や落ち込みを改善するのです。

不安の強い患者さんでは、喉が痞える、胸が痞えるなどと訴える場合がよくあります。その場合には半夏厚朴湯が適応となります。香蘇散は、半夏厚朴湯が合う患者さんより、訴えがやや漠然とした不安や、体調不良を訴える患者さんによく用いられます。

2）不眠

不眠に用いる漢方薬は、多くが不安に用いる漢方薬と重複します。それ以外にも不眠に用いる漢方薬はたくさんあります。漢方医学では、同病異治（ドウビョウイチ）といわれる考え方があります。同じ病を治すのにいくつもの治療法があるのです。不眠以外にどのような症状、所見があるかによって用いる漢方薬を考えていくのです。ここでは表１以外で、不眠に用いられる漢方薬を紹介します。なお、これらは代表例であり、これら以外にも不眠に用いられる漢方薬はたくさんあります。

酸棗仁湯（サンソウニントウ）は、疲れすぎてかえって眠れないなどという場合に用います。甘麦大棗湯（カンバクタイソウトウ）は、感情の起伏が強く、興奮して眠れない時に用いられます。人参養栄湯（ニンジンヨウエイトウ）は、不安、不眠、食欲低下、咳が出るなどの症状が合併するときに用いられます。風邪が長引き、咳が残ってしまった、さらに不安や不眠がみられるときには竹茹温胆湯（チクジョウンタントウ）が用いられます。中高年で夜間何度もトイレに起きる。そのせいでよく眠れないという訴えを聞くことがしばしばあります。そのような場合には、八味地黄丸（ハチミジオウガン）、六味地黄丸（ロクミジオウガン）が適応となります。八味地黄丸は、手足が冷える場合に用います。六味地黄丸は手足が火照（ホテ）る場合に用います。この２剤は、桂皮（ケイヒ）と附子（ブシ）が入っているかどうかの違いです。この２剤が入ると八味地黄丸、入っていないのが六味地黄丸となります。桂皮と附子は温める作用がありますので、手足が冷える方に用いられるのです。

3）イライラ

漢方でイライラを説明すると、エネルギーである「気」の流れが滞ってしまい、上衝したため、となります。「気」はエネルギーですから、熱をもっています。そのエネルギーが滞るので熱を帯びる。それが身体の上部に向かって上がっていくのです。俗にカーッと頭に血が上るという状態です。顔は火照り、イライラして、不安も出る、不眠も出るということになります。イライラに対して用いられる漢方薬は、不安に用いた漢方薬と重複するものが多くあります。柴胡剤、黄芩・黄連を含む漢方薬はイライラに対しても用いられます。このように、違う症状・病気に対して同じ治療を用いることを漢方医学では異病同治といいます。

4）抑うつ

先に述べたように、漢方薬を用いるのであれば、心因性の精神疾患がよいと思われます。抑うつを呈している場合に、内因性なのか心因性なのか判断に迷うこともあるかと思われます。少なくとも、精神病症状（幻覚、妄想）を伴う抑うつや、希死念慮が強い抑うつに対しては西洋医学的治療を優先すべきです。心因が明確であって、精神病症状や希死念慮を伴わない抑うつに対しては漢方薬での治療を試みてもよいと思われます。抑うつは、漢方医学的には気虚（エネルギーが不足している状態）、気うつ（エネルギーが滞っている状態）に該当します。気虚とよく合併する病態に血虚（栄養が行き渡らない状態）があります。気虚と血虚が合併した状態を気血両虚といいます。気虚に用いられる漢方薬としては、補中益気湯、茯苓飲（あるいは茯苓飲合半夏厚朴湯）、六君子湯、人参湯、小建中湯、真武湯などがあります。気うつに用いられる漢方薬は、半夏厚朴湯、香蘇散、大柴胡湯、柴胡加竜骨牡蛎湯、四逆散、柴朴湯、柴胡桂枝乾姜湯など。気血両虚に用いられる漢方薬としては加味帰脾湯、帰脾湯、十全大補湯、人参養栄湯、などがあります。

【参考文献】

小野真吾：“こころにもからだにも効く漢方”, p.51, 54, 56, 中外医学社（2019）.

13 整形外科疾患

大田原中央クリニック　八代 忍

Key words　肩関節周囲炎／腰部脊柱管狭窄症／ロコモーティブシンドローム／標治法／本治法

整形外科は、人間の全身に存在する骨・関節・筋肉・靱帯などの損傷や加齢性変化を治療対象にする専門科です。症状は痛みが圧倒的に多く、漢方薬は関係ないように思われますが、最近の医療現場では、慢性疾患だけでなく外傷（ケガ）の治療にも使用されています。今回は、関節痛、腰痛や下肢のしびれ、高齢者の運動機能障害に対する漢方治療について解説します。

1．整形外科疾患に対する漢方医学的なアプローチ方法

西洋医学では局所の炎症を抑えるなど、病因を取り除くことが治療の中心になります。しかし、漢方医学では患者さんの「証」に合わせた処方（漢方薬）を選択します。この証とは、漢方医学独自の理論に従い、患者さんの全体像が

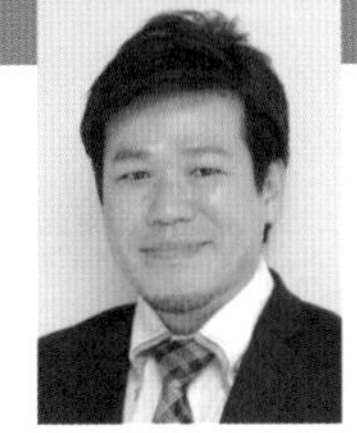

八代（やしろ）　忍（しのぶ）　Author 著者

大田原中央クリニック 院長・医学博士

1994年 北里大学医学部卒。北里大学病院整形外科入局・麻酔科・救命救急センター、聖隷浜松病院、1999年 大田原赤十字病院（現那須赤十字病院）整形外科、2003年 北里大学東洋医学総合研究所にて特別研修医として花輪壽彦先生に師事、2005年 那須赤十字病院に東洋医学科を新設、東洋医学科部長・整形外科副部長・北里大学東洋医学総合研究所客員医師を兼務。2011年 北里大学大学院医療系研究科（社会人枠）博士課程修了。博士論文：整形外科疾患に対する東洋医学の有効性について。2013年 大田原中央クリニックを開業し現在に至る。

【学会】日本整形外科学会（専門医、認定スポーツ医）、日本東洋医学学会（専門医）、日本再生医療学会、日本運動器科学会。

表している状態を示したもので、いわゆる「診断」に相当します。

漢方治療の方法は大きく分けて「標治法」と「本治法」の２つがあります。標治法とは、疾患や局所の状態に合わせて処方を選択する、西洋医学と同様または類似した治療法です。これに対して本治法とは、根本治療または全身治療のような、患者さんの本質を改善する漢方医学に特徴的な方法で、前述した証をとらえる知識が必要です。では、具体的な疾患名を挙げてその違いを解説します。

2．肩関節周囲炎に対する標治法

肩関節周囲炎は、いわゆる「五十肩」として有名ですが、これは正式な疾患名ではありません。壮年層になると肩関節周辺の組織の柔軟性が失われ、発症頻度が多くなるために使われる言葉です。整形外科の一般外来では画一的に鎮痛剤を処方する傾向がありますが､漢方医学では､1）痛みが強い炎症期は「麻黄剤」で除痛を試みる、2）安静時痛が改善しても関節運動制限による痛みを認める拘縮期は「駆瘀血剤（クオケツザイ）」や「利水剤」で可動域を獲得する、3）痛みや関節拘縮が改善しつつある回復期は「附子剤」や「補剤」を使用するなど、同じ疾患でも発症からの時期によって処方内容が変わります。1）が標治法、2）および3）が本治法となります。

標治法に使用される代表的な生薬は「麻黄」です。主な成分はエフェドリンで、発汗解熱・気管支平滑筋拡張・抗アレルギー・抗炎症・鎮痛・利尿・中枢および交感神経興奮などの多彩な作用があり、整形外科では抗炎症・鎮痛作用を期待して使用します（図1）。この麻黄が構成生薬の重要な役割を果たす処方群をまとめて「麻黄剤」と呼びます。

肩関節周囲炎の急性期は痛みが激しく、夜間に眠れないことも稀ではありません。この時期は炎症が病態のメインであるため麻黄剤が有効です。頻用処方

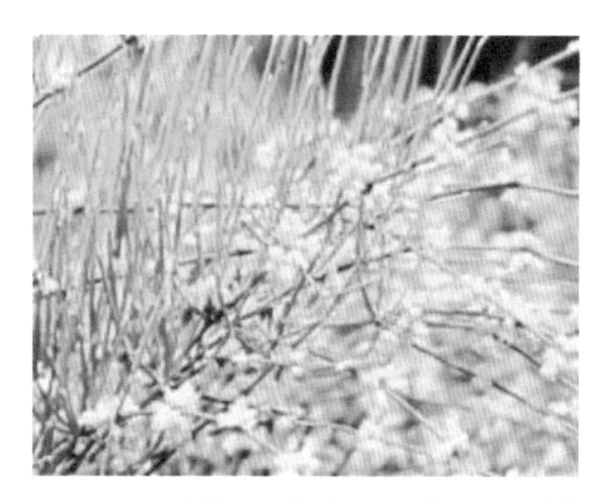
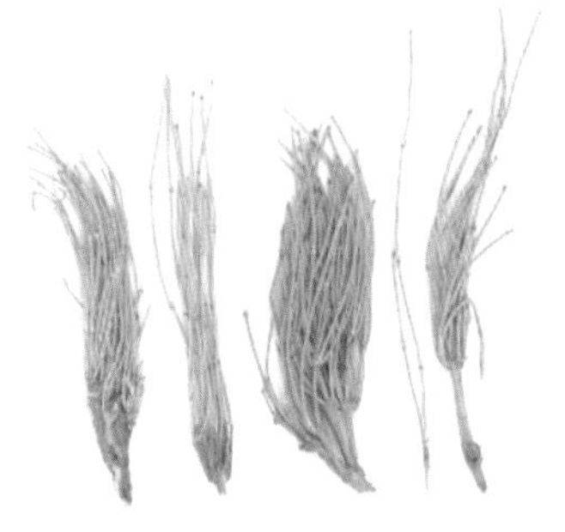

図１　シナマオウおよび薬用部分（麻黄）の地下茎

（臨床でよく使われる処方）は越婢加朮湯と薏苡仁湯です。

越婢加朮湯（エッピカジュツトウ）は構成生薬に麻黄と石膏を含みます。石膏は清熱作用（全身・局所の熱を去る）があり、麻黄との組み合わせで強い抗炎症作用を発揮します。薬理作用が強いため、体格のしっかりした方で、局所の痛み、腫脹、熱感が強い症例に用います。

薏苡仁湯（ヨクイニントウ）は麻黄と薏苡仁を含みます。薏苡仁は古来より硬くなったものを柔らかくする作用が知られており、肩関節の動きが悪くなった症例に使用します。このように、同じ肩関節周囲炎であっても、症状や局所所見、さらには患者さんが示す「証」など、さまざまな情報から治療薬を選択するのが漢方治療の特徴です。

では、本治法はどのようにアプローチするでしょうか。前述のように、肩関節周囲炎でも状況によって本治法を用いますが、より皆さんに身近な症状や疾患を例にして解説しましょう。

3. 変形性脊椎症、脊柱管狭窄症に対する漢方治療

からだの中心にある脊椎では、加齢性変化による慢性的な痛み・しびれを訴えることが多く、同じ鎮痛を治療目標にする場合でも、麻黄剤以外の漢方薬が

選択されます。

腰部脊柱管狭窄症は、脊柱を構成する骨や軟部組織の変性等によって生じる靱帯の肥厚・骨棘形成・椎間板脱出・椎体圧迫骨折による骨の突出や変形などが相互し、神経および神経を栄養する血管を圧迫する疾患で、MRIによって診断されます（図2）。症状は腰痛だけでなく、下肢の痛み・しびれ・間欠性跛行（休憩しないと歩行を継続できない）が特徴的です。年齢は50歳以降に発症し、加齢とともに患者数は増加し、下肢の神経症状を発症する脊椎疾患では最も頻度が高いといえます。西洋医学では鎮痛剤や神経障害性疼痛緩和薬が用いられますが、高齢者では胃腸障害、緑内障、喘息などを合併し、これらの薬剤が使用できない症例も少なくないため、漢方薬を積極的に適用しています。

脊柱管狭窄症の症例に多く見られる漢方医学的な証は「瘀血」と「腎虚」で、それらの改善を目標にして「駆瘀血剤（クオケツザイ）」や「補腎剤」を選択します。

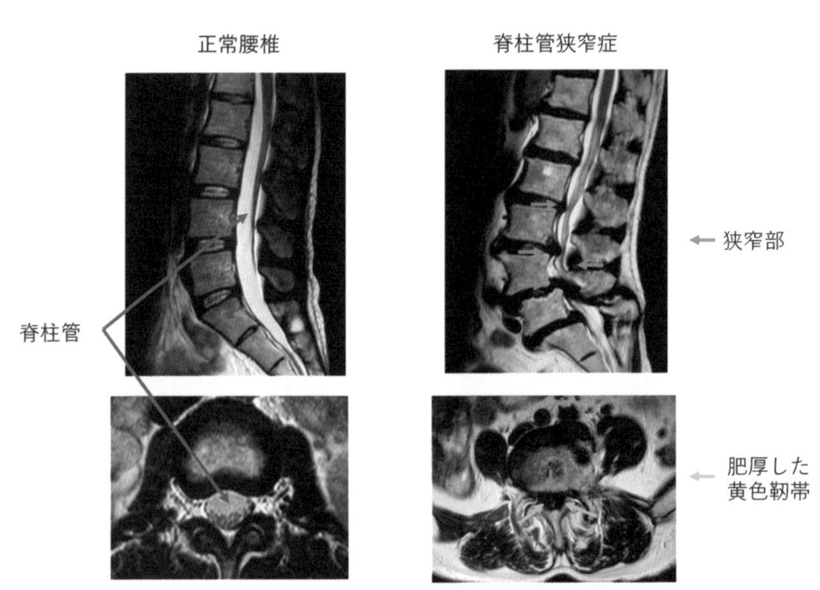

図2　正常腰椎と脊柱管狭窄症のMRI画像

漢方医学の「気血水論（キケツスイロン）」によると、人体は気・血・水で構成され、それらのバランスが保たれていれば健康、失われれば病気と考えます。

瘀血とは、からだの中を巡る「血（けつ）」が滞ることを示します。瘀血と診断する漢方医学的な特徴は、舌の表面に暗紫色の斑点や、舌の裏面にある静脈の怒張（太くなる）、臍（ヘソ）の斜め下に強い圧痛、臍下の硬さ（小腹満）を認めることです（図3）。脊柱管狭窄症に対する手術では、脊髄を取り囲む血管が肥厚した靱帯などに圧迫され、手術によってそれらを除去すると血行の再開が観察できます。よって、瘀血を改善しようとする漢方医学的発想は実際の術中所見と矛盾しません。

瘀血に対する処方群は「駆瘀血剤」で、構成生薬の中心となるのが桃仁（トウニン）と牡丹皮（ボタンピ）です。血液が凝固するのを抑制する作用が主ですが、鎮痛や抗炎症作用もあり、この疾患の治療に効果を発揮します。頻用処方は桂枝茯苓丸（ケイシブクリョウガン）と疎経活血湯（ソケイカツケツトウ）です。

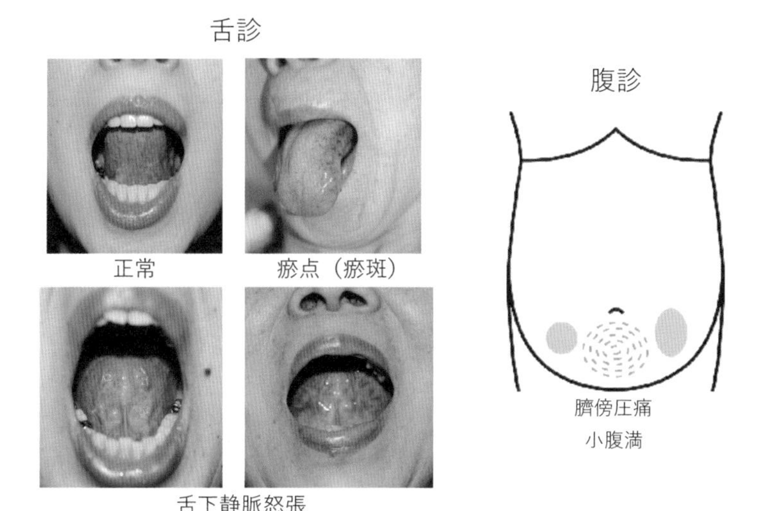

図3　瘀血を示す身体的特徴（舌診および腹診所見）

桂枝茯苓丸は駆瘀血剤の代表処方です。月経不順など、婦人科の治療薬として有名ですが、冷え症、打撲傷にも適用があります。前述した舌や腹部の診察で瘀血所見を認めれば第一選択とします。

疎経活血湯は多種類の生薬を少量ずつ含むことが特徴です。漢方薬は生薬の組み合わせで構成されますが、その種類が少ないほど、生薬の効果が強く出る傾向があります。つまり、この処方は比較的緩やかに効果を発揮するため、若年層から高齢者まで幅広い年齢層への処方が可能です。特に、筋緊張を伴う場合や、冷えによって痛みが悪化する症例に用います。

腎虚とは、東洋医学の「五臓論」にある言葉で、「腎」の機能低下を示します。西洋医学の「腎臓」は体内の老廃物をろ過し、尿の生成および排泄に関係する臓器です。これに対して腎は、生体に必要なエネルギーを産生する部位で、その機能は、骨の形成・維持、水の代謝・排泄、思考・判断・集中力の保持、成長・発育・生殖能の維持とされています。よって腎虚の症状は、腰痛・下肢のしびれ、夜間頻尿・乏尿、健忘・意欲の低下、性欲減退、毛髪の脱落などがあり、多くの高齢者に共通する症状として認識できます。腎虚と診断する漢方医学的な特徴は、腹診で小腹不仁を認めることです。小腹とは臍の下を示し、その部分に力がない、あるいは感覚が鈍いことを不仁といいます（図４）。

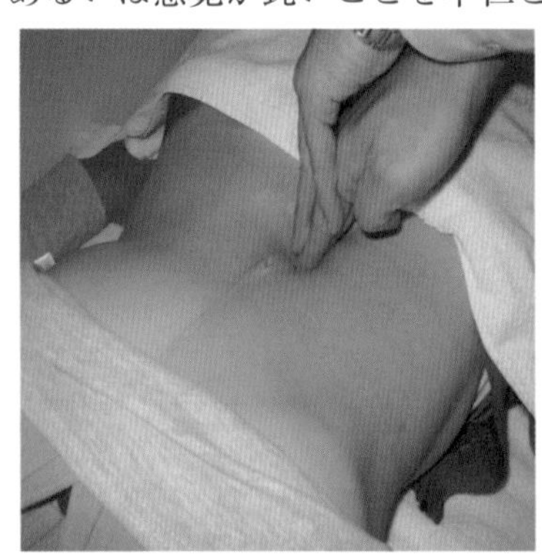

図４　腎虚を示す身体的特徴である小腹不仁（臍下の無力感）

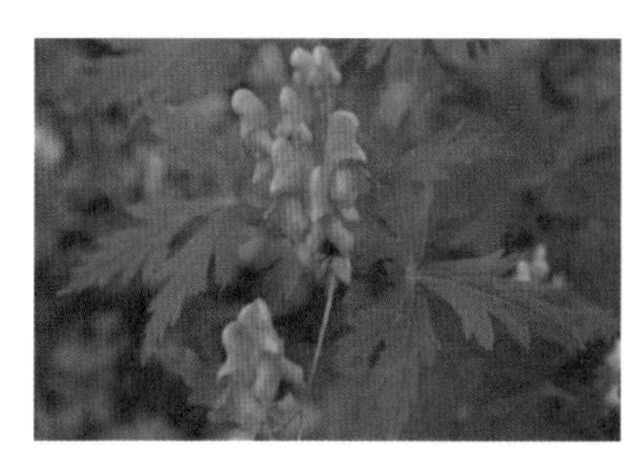
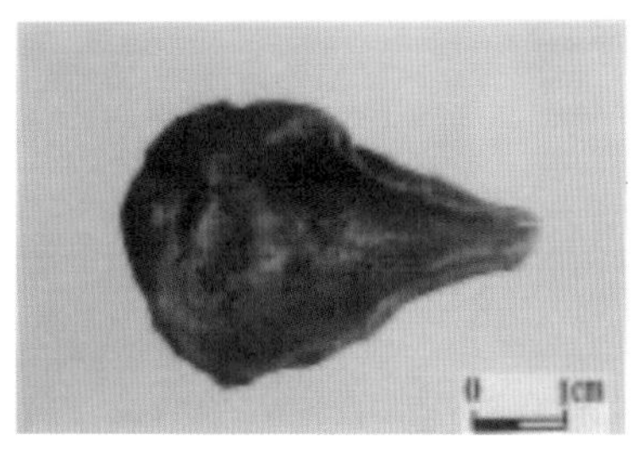

図5　ハナトリカブトおよび薬用部分（附子）の塊根

腎虚に対する処方群は「補腎剤」で、構成生薬の中心となるのが附子（ブシ）です。附子は鎮痛・抗炎症・血管拡張・利水作用など、非常に多彩な薬効を示す生薬です（図５）。附子を構成生薬の中心とするため「附子剤」とも呼びます。頻用処方は八味地黄丸（ハチミジオウガン）と桂枝加朮附湯（ケイシカジュツブトウ）です。

八味地黄丸は補腎剤の代表的な処方です。脊柱管狭窄症以外の症例でも、腰部や下肢の冷え・筋力低下・手足の冷感や灼熱感を認める場合に用います。整形外科以外の適用疾患には、糖尿病・高血圧・前立腺肥大症・陰萎（インイ）・腎炎・膀胱炎などがあり、言い換えればこれらの疾患はすべて腎虚によると考えます。

桂枝加朮附湯は胃腸が弱く、冷えによって症状が悪化する症例に用います。構成生薬の特徴から副作用が非常に少なく、迷ったときは第一選択としてお勧めする処方です。

あらためて強調しますが、東洋医学では同じ脊柱管狭窄症の患者に対しても複数の選択肢があり、それは患者さんの証によって決定される、これが本治法です。

4. ロコモーティブシンドロームに対する漢方治療の可能性について

ロコモーティブシンドロームとは、運動器障害のために立ったり歩いたりするための身体能力（移動機能）が低下した状態をいいます（日本整形外科学会ホームページより）。

現在の日本は世界有数の長寿国であることに間違いありません。しかし、最近ではこの平均寿命よりも、健康上の問題で制限されずに日常生活を送ることができる「健康寿命」が注目され、厚生労働省の調べでは、本邦の健康寿命は平均寿命よりも約10年短いという報告があります。この健康寿命を改善するのに最も重要なのは、栄養状態や筋力を向上させ、歩行能力を維持し、他者とのかかわりを積極的に行うことです。もし、これらが失われた場合、西洋医学ではどうするでしょうか。内科、整形外科、心療内科などが診療に当たりますが、各科が協力しなければ、患者さんの治療意欲をかえって低下させることになりかねません。

漢方医学ではこのような病態に対して「参耆剤（ジンキザイ）」を使用します。人参と黄耆（オウギ）を構成生薬の中心とするため、２生薬の文字を合わせた言葉です。疲労倦怠・消化機能低下など､心身の衰えた方に用いるため､別名「補剤」とも呼ばれます。代表処方は補中益気湯（ホチュウエッキトウ）と十全大補湯（ジュウゼンダイホトウ）です。

補中益気湯は虚弱で疲れやすく、胃腸の働きが衰え、四肢倦怠感が著しいなど、「気虚（キキョ）」の病態に用います。十全大補湯はこの気虚に加え、筋肉の萎縮や皮膚の枯燥など、「血虚（ケッキョ）」が併存する「気血両虚（キケツリョウキョ）」の改善を目標にします。

ロコモーティブシンドロームは運動（移動）機能が衰えた状態ですから、改善するためには筋力訓練が必須です。しかし、その訓練を効率よく進行させるには、患者さんの栄養状態や気力を充実させることも必要でしょう。その重要性を知る医療機関では、医師のほかにもさまざまな職種のスタッフが「栄養サポートチーム」を結成し、漢方薬を活用しながら入院期間短縮を目指す実例も報告されています。

5. まとめ

整形外科領域でもさまざまな場面において漢方治療が活躍する可能性を秘めており、すでに多くの医療現場で導入されています。痛みやしびれでお悩みの読者の皆さまには、ぜひ漢方薬の有効性を実感していただければ幸いです。

索　引

欧文索引

AMR　93
CGRP 関連抗体薬　73
COPD　50
COVID-19 の重症度　95
FD　55
NSAIDs　65
NTM　50
PMDD　64

和文索引

【ア】

阿膠（アキョウ）　28
浅田宗伯（アサダソウハク）　9
味の好み　21
安中散（アンチュウサン）　56
医王湯（イオウトウ）　85
医心方（イシンホウ）　6
一次性頭痛　70
一般用漢方製剤　36
胃内停水　56
異病同治（イビョウドウチ）　104
胃部振水音（イブシンスイオン）　25
イライラ　103
医療用漢方製剤　36
咽喉頭異常感症　47
陰証（インショウ）　13、84
陰性食品　81
咽中炙臠（インチュウシャレン）　47
陰陽　13
エキス剤の利点と欠点　34
越婢加朮湯（エッピカジュツトウ）　107
黄耆建中湯（オウギケンチュウトウ）　87
往来寒熱（オウライカンネツ）　44
黄連解毒湯（オウレンゲドクトウ）　56
黄連湯（オウレントウ）　56
瘀血（オケツ）　17、21
尾台榕堂（オダイヨウドウ）　62

【カ】

外因性精神疾患　98
外感病（ガイカンビョウ）　94
咳嗽（ガイソウ）のコントロール　45
喀痰（カクタン）のコントロール　45
かぜ症候群　43
肩関節周囲炎　106
香月牛山（カツキギュウザン）　62
葛根湯（カッコントウ）　32
葛根湯加川芎辛夷（カッコントウカセンキュウシンイ）　48
加味逍遙散（カミショウヨウサン）　64、67
寒（カン）　79
寒証（カンショウ）　15
甘草乾姜湯（カンゾウカンキョウトウ）　49

寒熱（カンネツ） 15
肝の失調 18
甘麦大棗湯（カンバクタイソウトウ） 103
漢方語源 2
漢方の適応 12
漢方薬 32
気圧低下に伴う頭痛 74
気管支瘻（キカンシロウ） 50
気逆 17
気虚 17、21、53、84
気血水（キケツスイ） 17、84
気血両虚（キケツリョウキョ） 88
気滞（キタイ） 17、21
気滞・気鬱（キタイ・キウツ） 47
機能性胃腸障害 55
機能性疾患 55
機能性ディスペプシア 54
気味（キミ） 30
胸脇苦満（キョウキョウクマン） 25、85、100
虚実 14
虚証 14
緊張型頭痛 71
駆瘀血剤（クオケツザイ） 106、108
口訣（クケツ） 26
グレリン 57
桂枝加芍薬湯（ケイシカシャクヤクトウ） 58
桂枝加朮附湯（ケイシカジュツブトウ） 111
桂枝湯（ケイシトウ） 44
桂枝二越婢一湯（ケイシニエッピイットウ） 44
桂枝茯苓丸（ケイシブクリョウガン） 64、68、79、80、109
啓廸集（ケイテキシュウ） 6
桂麻各半湯（ケイマカクハントウ） 44
血虚（ケッキョ） 17、21、89
月経困難症 64
月経前症候群 64
月経前不快気分障害 64
厥陰病（ケッチンビョウ） 16
下痢 58
倦怠感 83
膠飴（コウイ） 88
抗菌薬の適正使用 93
考証学派 9
香蘇散（コウソサン） 102
黄帝内経（コウテイダイケイ） 3
黄帝内経・素問（コウテイダイケイ・イソモン） 60
更年期障害 65
五気の作用 31
五虎湯（ゴコトウ） 46
五十肩 106
呉茱萸湯（ゴシュユトウ） 72
後世派（ゴセイハ） 6
五臓（ゴゾウ） 18
古方派（コホウハ） 7
五味の作用 31
五苓散（ゴレイサン） 74

【サ】

剤形 32
柴胡剤（サイコザイ） 44
サイトカイン 91

サンインサンヨウ
三陰三陽　43

サンソウニントウ
酸棗仁湯　103

サンピンブンルイ
三品分類　29

サンミホウゲン
三位法眼　62

四診　19

実証　14

ジャキ
邪気　91

ジュウゼンタイホトウ
十全大補湯　88、112

シュウチ
修治　27

腫大舌　22

証　84

小陰病　16

ショウカンロン　キンキヨウリャク
傷寒論・金匱要略　4

ショウケンチュウトウ
小建中湯　85、87

ショウセイリュウトウ
小青竜湯　44

ショウフクフジン
小腹不仁　24、110

ショウフクマン
小腹満　109

ショウヤク
生薬　27

生薬による副作用　36

生薬の生産　31

生薬の流通　31

ショウヨウビョウ
小陽病　16

女性のライフサイクル　60

シンイセイハイトウ
辛夷清肺湯　48

心因性精神疾患　99

シンエキコソウ
津液枯燥　20、21

新型コロナウイルス感染症　46

シンカヒコウ
心下痞鞕　24、100

シンキザイ
参耆剤　112

ジンキョ
腎虚　18、110

シンノウホンゾウキョウ
神農本草経　4、29

シンピトウ
神秘湯　47

シンブトウ
真武湯　58

水滞　17、20、21、54

スイドク
水毒　21

セイキ
正気　91

セイハイトウ
清肺湯　46

舌質　22

セッシャ
泄瀉　58

切診　21

ゼッシン
舌診　20、109

ゼッタイ
舌苔　22

セッチュウハ
折衷派　8

センキアンテン
閃輝暗点　73

センゴ
譫語　20

センジクスリ
煎じ薬　33

ソケイカツケツトウ
疎経活血湯　109

【タ】

タイイン
痰飲　54

タイインビョウ
太陰病　16

ダイケンチュウトウ
大建中湯　5

タイヨウビョウ
太陽病　16

ダイオウ
大黄　45

タンバノヤスヨリ
丹波康頼　6

チクジョウンタントウ
竹茹温胆湯　103

チノミチショウ
血の道症　61

チュウジョウトウ
中将湯　63

チョウチュウケイ
張仲景　4

チョウトウサン
釣藤散　71

治療のメルクマール 26
津田玄仙（ツダゲンセン） 85
手当て 21
鄭声（テイセイ） 20
低用量エストロゲン・
　プロゲスチン配合剤 65
桃核承気湯（トウカクジョウキトウ） 80
当帰四逆加呉茱萸生姜湯（トウキシギャクカゴシュユショウキョクトウ） 81
当帰芍薬散（トウキシャクヤクサン） 64、66、81
湯剤（トウザイ）の利点・欠点 34
桃仁（トウニン） 109
同病異治 103
土別甲（ドベッコウ） 28
トリプタン 73
嫩舌（ドンぜツ） 22

【ナ】

内因性精神疾患 99
難治性・再発性感染症に対する
　漢方併用 95
二次性頭痛 70
人参湯（ニンジントウ） 49、56
人参養栄湯（ニンジンヨウエイトウ） 51、88、103
熱証（ネツショウ） 15

【ハ】

梅核気（バイカクキ） 47
肺非結核性抗酸菌症（ハイヒケッカクセイコウサンキンショウ） 50
麦門冬湯（バクモンドウトウ） 45
八味地黄丸（ハチミジオウガン） 80、103、111
華岡青洲（ハナオカセイシュウ） 9
半夏厚朴湯（ハンゲコウボクトウ） 102
半夏瀉心湯（ハンゲシャシントウ） 56、59
煩躁（ハンソウ） 80
胖大舌（ハンダイゼツ） 22
半表半裏証（ハンヒョウハンリショウ） 15
冷え 79
脾虚（ヒキョ） 18
非ステロイド性抗炎症薬 65
表証（ヒョウショウ） 15
標治法（ヒョウチホウ） 106
表裏（ヒョウリ） 15
疲労感 83
不安 100
不安に用いられる柴胡（サイコ）を含む
　漢方薬 101
不安に用いられる理気剤（リキザイ） 102
不安に用いられる
　黄連（オウレン）・黄柏（オウバク）を含む漢方薬 101
副作用 35
腹診 24、109
服用方法 35
茯苓飲（ブクリョウイン） 48
茯苓飲合半夏厚朴湯（ブクリョウインゴウハンゲコウボクトウ） 49
茯苓四逆湯（ブクリョウシギャクトウ） 80、85、86
附子剤（ブシザイ） 111
附子理中湯（ブシリチュウトウ） 80
婦人科三大処方 64、66
扶正法（フセイホウ） 92
勿誤薬室方函（フツゴヤクシツホウカン） 9

勿誤薬室方函口訣（フツゴヤクシツホウカンクケツ） 9
不眠 103
フレイル 50
ブロンコレア 50
片頭痛 72
便秘 57
祛邪法（ホウジャホウ） 92
方証相対（ホウショウソウタイ） 8
望診（ボウシン） 20
望聞問切（ボウブンモンセツ） 19
補剤 50
補腎剤 108、111
牡丹皮（ボタンピ） 109
補中益気湯（ホチュウエッキトウ） 50、85、112
ホットフラッシュ 65
補養丸（ホヨウガン） 63
ホルモン補充療法 65
牡蛎（ボレイ） 28
本草（ホンゾウ） 28
本治法（ホンチホウ） 106

【マ】

麻黄剤（マオウザイ） 106
麻黄附子細辛湯（マオウブシサイシントウ） 45
麻杏甘石湯（マキョウカンセキトウ） 46
曲直瀬道三（マナセドウサン） 6
万病一毒説 7
三つのクビ 82
脈診（ミャクシン） 23
瞑眩（メンゲン） 35
聞診（モンシン） 20
問診（モンシン） 21

【ヤ】

薬剤耐性菌 93
薬物乱用頭痛 70
薬名の由来 34
薬局製剤 38
陽証（ヨウショウ） 13、84
陽性食品 82
腰部脊柱管狭窄症 108
陽明病（ヨウメイビョウ） 16
薏苡仁湯（ヨクイニントウ） 107
抑うつ 104
吉益東洞（ヨシマストウドウ） 7、54

【ラ・ワ】

痢疾（リシツ） 58
裏証（リショウ） 15
利水剤（リスイザイ） 106
六君子湯（リックンシトウ） 55
老舌（ロウゼツ） 22
六病位（ロクビョウイ） 16、43
六部定位脈診（ロクブジョウイミャクシン） 23
六味地黄丸（ロクミジオウガン） 103
ロコモーティブシンドローム 111
和剤局方（ワザイキョクホウ） 51
和田東郭（ワダトウカク） 8

漢方ノート

2023年4月15日　発　行

編著者　及川哲郎・矢数芳英

発行所　株式会社アドスリー
〒162-0814　東京都新宿区新小川町5-20
TEL(03)3528-9841／FAX(03)3528-9842
principle@adthree.com
https://www.adthree.com

発売所　丸善出版株式会社
〒101-0051　東京都千代田区神田神保町2-17
TEL(03)3512-3256／FAX(03)3512-3270
https://www.maruzen-publishing.co.jp

DTP ㈲スバルプロ／印刷・製本 株式会社シナノ

ISBN 978-4-910513-15-7 C3047 Printed in Japan